Roland Wörz
Schmerz und Ethik

AF672704

Roland Wörz

Schmerz und Ethik

Rediroma-Verlag

Bibliografische Information der Deutschen Nationalbibliothek:
Die Deutsche Nationalbibliothek verzeichnet diese Publikation in der Deutschen Nationalbibliografie; detaillierte bibliografische Daten sind im Internet über http://dnb.ddb.de abrufbar.

ISBN 978-3-96103-029-3

Copyright (2016) Rediroma-Verlag

Alle Rechte beim Autor

www.rediroma-verlag.de
9,95 Euro (D)

Inhalt

Geleitwort

Schmerz ist ein universales, aber immer wieder hochgradig irritierendes Phänomen. Den meisten gilt es als ein unwillkommenes Übel, wenn nicht als das Übel schlechthin. Zwar ist es seiner lebens- und überlebensdienlichen Funktionen wegen in die Welt gekommen. Es macht uns auf Störungen innerhalb unseres Organismus und auf Verletzungen aufmerksam, die wir ansonsten nicht bemerken würden, warnt uns vor Gefahren und hält uns von Leichtsinn und Selbstüberforderung zurück. Aber insbesondere durch die gewaltige Verlängerung der Lebenserwartung seit der Zeit, in der die Menschheit entstanden ist, hat der Schmerz viel von dieser lebensdienlichen Funktion eingebüßt. Schmerzen stellen sich zunehmend nicht nur da ein, wo Abhilfe möglich ist, sondern auch da, wo keine Aussicht besteht, das Leiden, das sie anzeigen, zu beeinflussen, etwa in späten Stadien einer Krebserkrankung. Das gebrannte Kind scheut das Feuer, aber was soll einem älteren Menschen – abgesehen von der Einsicht in die Naturverfallenheit des Geistes – der Schmerz noch lehren? Zudem ist in den letzten Jahrzehnten deutlich geworden, dass Schmerz keineswegs nur als Symptom verstanden werden kann. Insbesondere anhaltende oder regelmäßig wiederkehrende chronische Schmerzzustände lassen sich nicht durchweg auf eine zugrunde liegende Störung oder eine zugrundeliegende Erkrankung zurückführen, sondern stellen sich als Erkrankungen sui generis dar. Diese „Schmerzkrankheit" konfrontiert die Medizin mit weitreichenden Fragen, von denen viele bisher nicht abschließend beantwortet sind: Wie weit lassen sich chronische Schmerzen als körperliche, wie weit als seelische Erkrankungen verstehen? Welche Therapieansätze sind indiziert? Und nicht zuletzt: Lassen sich angesichts des hohen Grads an Individualisierung der Befunde und ihrer Hintergründe überhaupt generelle Therapieempfehlungen oder -standards formulieren?

Der Autor dieser Studie, Schmerztherapeut und bereits mit einer ganzen Reihe medizinischer Arbeiten zur Schmerztherapie hervorgetreten, bietet in dieser Arbeit eine bemerkenswert umfassende Darstellung der medizinischen, phänomenologischen, psychologischen und ethischen Aspekte des Phänomens Schmerz – unter Beschränkung auf die auch für medizinische Laien verständlichen Sachverhalte. Er greift dabei auf eine in der Psychologie des Schmerzes entwickelte Unterscheidung zurück, die für das Verständnis des Schmerzes und insbesondere der Geschichte seiner philosophischen und theologischen Deutungen von grundlegender Bedeutung ist: die zwischen der *Empfindungsseite* und der *Gefühlsseite* des Schmerzes. Die Empfindungsseite bezeichnet alle Aspekte des Schmerzes, die ohne eine Einbeziehung von Bewertungen beschrieben werden können, etwa die Lokalisierung des Schmerzes, seine zeitliche Verlaufsform, seine Intensität und seine Modalität – für die wir uns zumeist metaphorischer Wendungen bedienen, etwa Ziehen, Reißen, Pochen, Drücken, Brennen. Die Gefühlsseite des Schmerzes bezeichnet alle Aspekte, die mit Bewertungen zusammenhängen, wobei diese Aspekte von den Empfindungsaspekten relativ unabhängig sind. Als wie erträglich oder unerträglich eine Schmerzempfindung bewertet wird, wechselt nicht nur von dem einen Individuum zum anderen, sondern auch zwischen Situationen und Kontexten und wohl auch zwischen Kulturen und geschichtlichen Epochen. Unterschiedlich ist die Bewertung des Schmerzes auch in den Religionen und Weltanschauungen.

Während die ethischen Doktrinen der Spätantike wie die Stoa und der Epikureismus den Schmerz nur insoweit positiv bewerten, als er ein unwillkommenes, aber unvermeidliches Mittel zur Wiedergewinnung von Gesundheit und Lebensfreude ist, haben ihn ausgeprägt asketische Religionen als Medium der Selbstläuterung und – wie das Christentum – als eine Form der Nachfolge

Christi positiv gedeutet. Selbst Nietzsche, der gegen die asketischen Tendenzen im Christentum polemisierte, hat den Schmerz aufgewertet, als Stimulans von geistiger Wachheit und Kreativität.

Von den vielfältigen Fragen, die das Phänomen Schmerz aufwirft, widmet sich diese Arbeit schwerpunktmäßig den ethischen und damit den Fragen, die in der Praxis der Schmerztherapie jenseits allen medizinischen Wissens und Könnens offenbleiben. Wie soll der Arzt mit der Suizidalität eines Patienten umgehen, dessen chronische Schmerzzustände sich mit medikamentösen Mitteln nur unvollständig lindern lassen? Wie weit kann bei einem Schmerzpatienten, der einen Wunsch nach Sterbehilfe äußert, von einer Freiverantwortlichkeit dieses Wunsches gesprochen werden? Der Autor nimmt diese Fragen zum Anlass, grundsätzliche Fragen zum Wert des menschlichen Lebens, der Menschenwürde und der Autonomie zu stellen. Anders als in der philosophischen Diskussion, wie sie in der Bioethik geführt wird, behandelt er diese Begriffe allerdings nicht in einem von der klinischen Praxis weit entfernten Raum begrifflicher Abstraktion, sondern verbindet sie mit den klinischen Erfahrungen, die er in einer sich über Jahrzehnte erstreckenden Tätigkeit als Schmerztherapeut machen konnte. Diese Verbindung von theoretischer Reflexion und konkreter Erfahrung macht diese Studie zu einer so erkenntnisreichen wie berührenden Lektüre.

Prof. Dr. phil. Dr. h.c. Dieter Birnbacher, Düsseldorf

1. Einleitung

Die Begriffe Schmerz und Ethik repräsentieren keine einfachen Themen oder Fragen, sondern jeweils multidimensionale, sehr breite Problemfelder mit vielen Facetten und Bezügen. Medizinethik als eine wesentliche Komponente der Humanmedizin steht mit der Vielfalt der durch Schmerz aufgeworfenen Fragen in zunächst so unübersichtlichen Verhältnissen und Beziehungen, dass die begriffliche und inhaltliche Klärung der wichtigsten Sachverhalte und normativen Werte sinnvoll erscheint. Dabei sollen neben der Schmerzproblematik in den Grundzügen die besonders bedeutend geltenden Begriffe Menschenwürde, Autonomie und Freiheit, Leben und Lebensschutz im Dienste des besseren Verständnisses der Thematik „Schmerz und Medizinethik" erörtert werden.

Für die weiteren Ausführungen sei unterstrichen, dass Schmerz zwar ein sehr wichtiges Problem, aber keine eigenständige Realität darstellt. Schmerz ist an Leben allgemein, speziell an Bewusstsein gebunden, was in diesem Rahmen die Einbeziehung des Menschen in seiner Naturalität, Personalität und Sozialität nahe legt, bei Fragen der Palliativmedizin darüber hinaus die Spiritualität als vierte Dimension. Zu berücksichtigen sind auch ökonomische Gesichtspunkte. Ethik und Ökonomie sind allerdings verschiedene Gebiete.

In der deutschen Gegenwartssprache werden „Ethik" und „Moral" bzw. „ethisch" und „moralisch" vielfach austauschbar gebraucht (Birnbacher 2007, 1). In der Medizin werden die Begriffe „Ethik" und „ethisch" bevorzugt. Ihnen haftet nicht der negative, irrationale und abschätzige Beiklang des „Moralischen" an. Zudem ist der aus dem Griechischen stammende Begriff der Ethik, den Aristoteles (384 - 322 v. Chr.) aus *éthos* (Sitte, Brauch, Gewohnheit, Aufenthaltsort) und *èthos*, der

Handlung aus Vernunft-geleiteter moralischer Absicht gebildet hat ursprünglicher (NE II 1). Cicero (106 - 43 v. Chr.) hat *éthos* mit *mos, mores* ins Lateinische übersetzt und Ethik als philosophia moralis bezeichnet (Ricken 2003, 16, Pieper 2007, 25 - 26). Die Auffassung von Fachphilosophen, dass Ethik die Wissenschaft vom moralischen Handeln sei, wurde in den medizinischen Wortgebrauch nicht übernommen. Entsprechend wird hier vorwiegend die Bezeichnung *ethisch* verwendet.

2. Wesen und Bedeutung von Schmerz

Begriffsbestimmung: *Schmerz* wurde oft als körperliche Beschwerde oder somatisches Symptom bezeichnet, doch wurde vom 19. Jahrhundert an in zunehmender Übereinstimmung die *psychische* Wesenheit hervorgehoben. So bezeichnete der Neurologe und Neurochirurg Otfried Foerster (1927) Schmerz als *psychisches Erlebnis*, das den Gefühlen oder Affekten zuzuordnen ist, allerdings mit der Einschränkung, dass „bei den meisten Schmerzreizen, die unseren Körper treffen, reines Schmerzgefühl in der Regel nicht für sich allein erscheint, sondern mit Empfindungen gepaart und untermischt ist". Der Physiologe Johannes Müller (1840) sprach von einer „Gefühlsempfindung". Der Psychiater Walter Schulte (1955) bekräftigte: „Schmerz ist nicht nur Empfindung, sondern auch Gefühl, beides gleichzeitig in einem unzertrennlichen Akt passiver Hinnahme und aktiver Gestaltung". Und der Neurochirurg Fritz Mundinger (1978) hob hervor, dass Schmerz neben einer „impressiven eine expressive Seite" aufweist. Während der subjektive Aspekt durch Einfühlen, vorstellungsmäßiges Nachvollziehen und Verstehen nur annäherungsweise zugänglich ist, kann die expressive Seite durch empirische Methoden erfasst und quantifiziert werden.

Phänomenologisch handelt es sich dabei um verschiedene unangenehme bzw. quälende Erfahrungen, die beschrieben und differenziert, doch nicht weiter reduziert werden können. Der Hirnforscher und Nervenarzt Rolf Hassler (1972) hat anhand eines einfachen Experiments wichtige physiologische und psychologische Unterschiede elementarer Schmerzempfindungen dargelegt:

Ein kurzer Stichreiz führt zu zwei Schmerzphänomenen, die durch eine Latenz von 0,5 bis 0,8 Sekunden Dauer getrennt sind und typische Merkmale aufweisen: Während der erste Schmerz hinsichtlich Lokalisation, Intensität, Dauer und Breite der Angriffsfläche genau bestimmt werden kann und die Empfindung „spitz" beinhaltet, kann der zweite Schmerz nicht so scharf lokalisiert werden. Stärke und Dauer der Einwirkung und die Breite der Angriffsfläche sind nicht so exakt zu beurteilen. Die Impulsleitung des ersten Schmerzes erfolgt über A-delta$_2$-Fasern und des zweiten über C-Fasern.

Durch den ersten Schmerz wird die Befindlichkeit der Betroffenen nicht verändert. Er tritt im Bewusstsein als Empfindung auf und kann „sowohl in Bezug auf seine räumliche, als auch auf seine zeitliche Gestaltung objektiviert werden". Die Qualität des zweiten Schmerzes ist unangenehmer. Er hat Gefühlscharakter, betrifft das erlebende Subjekt selbst. Bereits bei diesem kurz dauernden zweiten Schmerz handelt es sich nicht mehr nur um ein Epiphänomen; er besitzt Ursächlichkeit. Während „physiologischer Schmerz" entweder den Empfindungen oder den Gefühlen zugerechnet werden kann, besitzt Schmerz pathologischen Ursprungs mehr oder weniger Gefühlscharakter.

Diesen beiden Aspekten trägt die *Definition* der „International Association for the Study of Pain" (IASP), der „Internationalen Gesellschaft zum Studium des Schmerzes" Rechnung: "*Pain is an unpleasant sensory and emotional experience associated with actual or potential tissue damage, or described in terms of such damage*" (1979, 1994) - „Schmerz ist ein unangenehmes Sinnes- und Gefühlserlebnis, das mit aktueller oder potenzieller

Gewebeschädigung verknüpft ist oder mit Begriffen einer solchen Schädigung beschrieben wird“. In die deutsche Sprache kann „experience“ mit „Erfahrung“ oder „Erlebnis“ übersetzt werden – mit Begriffen verschiedener Bedeutung. Erfahrung ist nach Kant (1724 – 1804) ein Produkt des Verstandes. Hingegen hebt sich ein Erlebnis als ein Moment aus dem Bewusstseinsstrom heraus, das etwas bewirken kann.

Die größte Schwäche der IASP-Definition ist, dass die fakultativ krankmachende Kraft des Schmerzes nicht enthalten ist. Schmerzempfindungen bzw. -erlebnisse können zwar einerseits nützliche, lebenserhaltende Warnsignale drohender oder tatsächlicher Schädigungen sein, andererseits aber auch schädigende Kräfte in vielfacher Hinsicht, mit negativen Auswirkungen auf Herz-Kreislaufsystem, Ventilation, Magen-Darm-Tätigkeit und Urogenitalsystem, mit Auswirkungen auf Endokrinium und Immunsystem, auf den Haltungs- und Bewegungsapparat bis hin zur Immobilität mit der erhöhten Gefahr von Thrombosen und Embolien (Bond und Breivik 2004). Zur Veranschaulichung führte Tellenbach (1982) aus:

> „Wer einmal eine Gallenstein- oder Nierenstein-Kolik durchgemacht hat, der hat erfahren, wie ein solcher ungeheurer Schmerz die ganze Existenz eines Menschen in den Körper hineinzieht, sodass man selbst mit dem Menschen, der einem am nächsten steht, kaum noch in Beziehung, in Kommunikation treten kann. Das ist ein Überwältigtwerden vom Kranksein. Man kann sich nicht mehr auf den Beinen halten, man muss sich hinlegen. Und dieses Sich-Hinlegen-Müssen ist die eindrucksvollste Gebärde, mit der man sich geschlagen gibt …“

Eine repräsentative Erhebung in 15 europäischen Ländern und Israel ergab eine Prävalenz erheblicher Schmerzen von 12-30% im Erwachsenenalter, in Deutschland bei 17%. Hierbei handelte es sich in 54% um intermittierende und in 46% um konstante Schmerzen (Breivik et al. 2006). Die Graphik 1 zeigt den Prozentsatz der Betroffenen, die laut Interview unfähig oder wenig fähig waren, Aktivitäten auszuführen, nämlich die Aufrechterhaltung von Beziehungen mit Familienangehörigen und Freunden, Autofahren, sexuelle Beziehungen, unabhängige Lebensführung, Arbeit außer Haus, soziale Aktivitäten, Gehen, Hausarbeit, Heben, Leibesübungen und Schlaf.

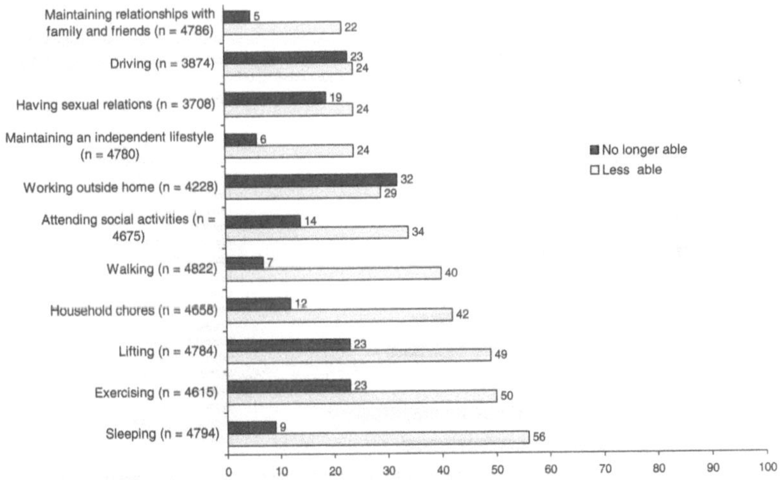

Abb. 1: Impact chronischen Schmerzes auf tägliche Aktivitäten. Die Graphik zeigt den Prozentsatz von Betroffenen, die weniger fähig oder unfähig zu den o.g. Aktivitäten waren (Breivik, Collet, Ventafridda, Cohen, Gallacher 2006)

Nach einer multinationalen Studie der Weltgesundheitsorganisation an 15 Zentren der Primärversorgung (in Deutschland erhoben in Berlin und Mainz) waren durchschnittlich 22% (5,5 – 33%) aller 25.961 Patienten von anhaltenden Schmerzen betroffen. Im Vergleich zu solchen ohne chronischen Schmerz gingen sie vierfach häufiger mit depressiven Störungen und oft mit Beeinträchtigungen der täglichen Aktivitäten einher (Gureje et al. 1998). Erhebungen an 3.197 Patienten der ärztlichen Primärversorgung in 14 Ländern, die auf anhaltenden Schmerz, Angst, Depression und berufliche Beeinträchtigungen untersucht wurden, ergaben enge Zusammenhänge zwischen psychischen Störungen und Schmerz. 49% der chronischen Schmerzpatienten hatten sich bei der Kontrolluntersuchung nach 12 Monaten nicht erholt (Gureje et al. 2001).

Zwischen chronischem Schmerz, Angst- und affektiven Störungen erbrachten Erhebungen in 17 Ländern an 85.088 Erwachsenen enge Korrelationen, insbesondere wenn multiple Schmerzsyndrome vorlagen (Gureje et al. 2008). Müller-Schwefe und Überall (2011) haben belegt, dass chronische Schmerzen in besonderem Umfang das tägliche Leben beeinträchtigen, den Schlaf stören und zu Ausgeliefertsein führen können. Das schwierige, weil subjektiv bestimmte Konzept der Lebensqualität, speziell der gesundheitsbezogenen Lebensqualität, steht in Beziehung zur Autonomie der Betroffenen, die später zu erörtern ist (S. 76 ff.).

Defizite in der Schmerzversorgung, in klinischer und Grundlagenforschung, Diagnostik, Behandlung und Prophylaxe wurden seit Jahrzehnten beklagt, mit der Aufforderung der Verbesserung, so von dem Hauptbegründer der International Association for the Study of Pain (IASP) Bonica und in vielen nachfolgenden Stellungnahmen (Zimmermann und Seemann 1986, Reiter-Theil et al. 2008).

Nach langjährigem systematischem Bemühen, akute und chronische Schmerzzustände als eigenständige Probleme anzuerkennen, mit der Verpflichtung um bessere Diagnostik und Behandlung von Schmerzpatienten, hat die Bewusstseinsbildung Politik und Gesetzgeber erreicht. So antwortete die Bundesregierung mit Schreiben des Bundesministeriums für Gesundheit vom 22.08.2013, Drucksache 17/14357, auf die Kleine Anfrage der Abgeordneten Bärbel Bas, Elke Ferner, Petra Ernstberger und weiterer Abgeordneter der SPD wie folgt:

„In Deutschland leiden mehrere Millionen Menschen an chronischen Schmerzen. Gleichzeitig fehlt es an einer ausdifferenzierten, flächendeckenden Versorgung … neben den speziellen Problemen einer adäquaten Versorgung im Bereich Akutschmerz stellt die chronische Schmerzerkrankung für Patientinnen und Patienten eine große individuelle Belastung dar. Schmerz tritt hier neben der Grunderkrankung als eigenständiges Krankheitsbild in den Vordergrund und bedarf dringend einer spezialisierten Therapie … Schmerzen stellen ein sehr komplexes, auch mit starken psychischen Komponenten verbundenes Phänomen mit unterschiedlichen Qualitäten, Stärken und Formen dar, das von kurzzeitigen und begrenzten Schmerzen (akuter Schmerz) über länger anhaltende Schmerzzustände bis hin zu chronischem Schmerz und chronischen Schmerzsyndromen im Sinne eigenständiger Krankheitsbilder reichen kann …

Chronische Schmerzen führen nicht nur zu einer erheblichen Einschränkung der Lebensqualität der Betroffenen, sie sind auch volkswirtschaftlich relevant, da sie nicht selten zu Arbeitsunfähigkeit und Frühberentung führen.

Eine besondere Aufgabe unseres Gesundheitswesens ist es daher, Patientinnen und Patienten durch eine bestmögliche medizinische Versorgung unnötige Schmerzen zu ersparen. Es gehört nach der Berufsordnung zu den Pflichten der Ärztinnen und Ärzte, Leiden der Patientinnen und Patienten zu lindern. Daher gehört es auch zu ihren Aufgaben, Schmerzen zu erkennen und angemessen zu behandeln …“

Sowohl in der Frage als auch in der Antwort kommt klar zum Ausdruck, dass chronische Schmerzen ein „eigenständiges Krankheitsbild“ sind und eine „große individuelle Belastung“ darstellen bzw. die „Lebensqualität“ erheblich einschränken, zu „Arbeitunfähigkeit und Frühberentung“ führen können, also ein eigenständiges Problem darstellen. Im Vorfeld der Bundestagsdebatten über ein Sterbehilfegesetz wurde vom Gesetzgeber beschlossen, die Palliativmedizin im Bundesgebiet in funktioneller und institutioneller Hinsicht, durch ambulante und stationäre Maßnahmen zu verbessern.

3. Schmerz und Bewusstsein

Schmerz ist nach der Definition der IASP ein Bewusstseinsphänomen. Was ist in diesem Zusammenhang darunter zu verstehen? - Bewusstsein als eine lebensgebundene Seinsform ist grundverschieden von der objektiven Realität von Nozizeption, einem Begriff für die unterbewusst ablaufende Aufnahme und Verarbeitung schädlicher Reize. Menschliches Bewusstsein ist im Innenleben existent, personal verankert. Von physikalischen Sachverhalten unterscheidet es sich durch Erlebnisqualität und Intentionalität (latein. intendere = anspannen auf, sich richten auf), durch das Gerichtetsein auf einen Gegenstand in der Außen- oder Innenwelt. Ganzheitlichkeit mit Kohärenz ist ein wichtiges Merkmal menschlichen Bewusstseins. Bewusstsein ist zwar an materielle Grundlagen, Energiezufuhr und Informationsverarbeitung gebunden, doch dadurch nicht hinreichend zu erklären oder zu verstehen. Es entsteht im Gehirn über eine distributive Organisation mit Eigenfunktionalität (Roth 1999, Wolf Singer 2001, Edelman und Tononi 2004). Dem räumlichen Zugriff ist Bewusstsein als Erlebnisform entzogen, kann also auch in modernen Bildgebungsverfahren nicht direkt wahrgenommen werden.

Die subjektive Erlebnisform von Schmerzen hat also eine ganzheitliche und kohärente Charakteristik. Sie besitzt Prozesscharakter, ist dynamisch. In Schlaf und Bewusstlosigkeit schwindet entsprechend Schmerzerleben, wenngleich Träume darüber vorkommen. Sowohl Bewusstsein als auch Hirntätigkeit sind keine einfachen, sondern komplexe Gegebenheiten. Die Intentionalität und Komplexität von Schmerzerleiden steht zwar mit Hirntätigkeit in Bezug. Intentionalität liegt aber weder bei neurophysiologischen Prozessen noch bei Bewusstseinsphänomenen immer vor. Beispiele sind epileptische Anfälle, welche sich vorwiegend in Schmerzerlebnissen äußern können (Scholz, Vieregge und Moser 1999) oder diffuse Stimmungen.

4. Das Kontingenzprinzip in der Schmerzmedizin

Begriffsbestimmung: *Kontingenz* (lat. contingentia = Möglichkeit, Zufall, contingere = widerfahren, eintreten, engl. contingent/contingency) wird nach Andreas Preußner (2003) in mehreren Bedeutungen verwendet, in der Philosophie als Übersetzung für griech. *endechemenon* (das Aufnehmende, Annehmende), in der *Logik* als das Nicht-Notwendige, das was sein kann aber auch nicht. Da es nicht vorhersagbar ist, steht das Kontingente dem Seinsrang nach hinter dem Notwendigen zurück. In der *Naturphilosophie* zeichnet es sich aus, dass es meist gilt, aber Ausnahmen gestattet.

Nach Gereon Wolters (2004) bezeichnet Kontingenz *anthropologisch* die „Unverfügbarkeit über das Eintreten bestimmter Ereignisse" und gehört so zu den menschlichen Grunderfahrungen. In der *Modallogik* ist sie ein Operator, der eine Aussage als möglich, notwendig oder eben kontingent charakterisiert und in der *Statistik* eine Beziehung zwischen zwei Wahrscheinlichkeitsmaßen. *Metaphysisch* wird als kontingent bezeichnet, was nicht aus eigener Wesensnotwendigkeit heraus existiert. Von besonderem Interesse sind naturgesetzliche Ereignisse bzw. Aussagen über „Phänomene im Gegenstandsbereich einer bestimmten Theorie, die sich nicht aus dieser Theorie ableiten lassen". - Seit Aristoteles sind kontingente Aussagen über zukünftige Ereignisse (die eintreten können oder nicht) von besonderem logischen Interesse. In der Medizin macht die Befähigung zur richtigen Prognose seit Hippokrates einen wichtigen Teil ärztlicher Kompetenz aus. - Nach persönlicher Meinung sind Prognosen in der Schmerzmedizin aber nahezu immer mit großer Unsicherheit verbunden, insbesondere bezüglich therapeutischer Ergebnisse und des Todeseintritts. Deshalb soll diese in der Fachliteratur noch nicht bearbeitete Problematik näher betrachtet und erörtert werden.

Kontingenz von Nozizeption und Schmerzerleben

Nozizeption ist definiert als ein physiologischer Begriff für die Aufnahme und Weiterleitung noxischer Reize unterhalb der Bewusstseinsebene, Schmerz hingegen als Bewusstseinsphänomen, als Gefühlsempfindung. Nozizeption und Schmerz sind an Leben gebunden und stellen geradezu Voraussetzungen für höhere Lebensformen dar, insbesondere für ein gelungenes Leben. Ist das nozizeptive System defizitär entwickelt oder als die seltene *Analgesia congenita* nicht angelegt, fällt ein wichtiger Schutzmechanismus weg, was mit Traumatisierungen und oft mit Mutilitationen einhergeht. Die von Analgesia congenita Betroffenen erreichen nur teilweise das Erwachsenenalter und werden nach den wenigen vorliegenden Veröffentlichungen keine 30 Jahre alt.

In der Phylogenese des Lebens trat Nozizeption vor dem Schmerzerleben auf. Die Begriffe sollten nicht vermischt werden, da sie jeweils voneinander unabhängig vorkommen können (Loeser und Treede 2008). Dieser Festlegung entspricht die klinische Erfahrung, dass zwischen somatischen Störungen bzw. organischen Schädigungen und Schmerz keine 1:1-Beziehung besteht. Bei Zervikalgien und Dorsalgien entsprechen die Ergebnisse aller bildgebenden Verfahren (Röntgen, Computer- und Magnetresonanztomographie) nur teilweise dem Schmerzerleben. So finden sich bei vielen Syndromen am Stütz- und Bewegungsapparat keine organischen Korrelate, sondern eher Ergebnisse von Angst und Konditionierungen (Krämer und Nentwig 1999). Andererseits können abnorme radiologische Befunde bis hin zu Bandscheibenvorfällen ohne Schmerzerleiden erhoben werden. Beim Vorliegen von degenerativen Wirbelsäulenveränderungen und Schmerzerleben muss kein kausaler Zusammenhang bestehen.

Nach der Amputation von Extremitäten ist nur eine Minorität von chronischen Phantom- und/oder Stumpfschmerzen betroffen (Kalaouokalani und Loeser 1999), ein Teil ist hingegen schmerzfrei, während die Mehrzahl der Amputierten vorwiegend nachts auftretende Phantomschmerzattacken hat. Selbst nach Querschnittläsionen haben „nur“ zwei Drittel der Betroffenen später unangenehme Missempfindungen (Dysästhesien) oder Schmerzen (Störmer et al. 1997).

In einer Reihe von Multiple-Sklerose-Studien fand sich eine mittlere Prävalenz von 44 % Schmerzsyndromen (Bonica 1991), bei Differenzierung in

- zentrale Schmerzen (Ausgang Rückenmark und Gehirn) 20 %
- nervale, radikuläre Schmerzen 5 %
- schmerzhafte Spastik der Extremitäten 9 %
- muskuloskelettale Schmerzen 16 % und
- andere Formen 2 %.

Bei Krebserkrankung tritt Schmerz selten als Frühsymptom auf, im fortgeschrittenen Stadium sind aber rund zwei Drittel der Krebskranken davon betroffen (Bonica 1984). Die Merkmale der Nozizeption sind entsprechend unzuverlässige Indikatoren für das Auftreten von Schmerz. Entsprechend sollte in der Diagnostik primär vom Phänomen des Schmerzerlebens, also vom Bewusstsein der Betroffenen ausgegangen werden und nicht von körperlichen Schädigungen oder Anomalien (Wörz 2009a).

Speziell im Hinblick auf intermittierende und anhaltende Syndrome ist die Schmerzmedizin von dem Kontingenzprinzip durchzogen. Sowohl Schädigungen des peripheren Nervensystems – wie Einklemmungssyndrome oder Polyneuropathien - als auch Schädigungen des Zentralnervensystems beispielsweise bei Hirninfarkt gehen jeweils nur in einem Teil der Fälle mit Schmerzerleiden einher. Der Verlauf von Schmerzzuständen ist äußerst verschieden: Die allermeisten akuten Schmerzzustände bilden sich spontan zurück, bei intermittierenden Syndromen wie Migräne kann das auch der Fall sein, doch können sie auch chronifizieren. Chronische Schmerzzustände können sich wiederum rückbilden, unverändert bleiben oder verschlechtern. In einer Cross over-Studie 1994 und 2000 an 2649 Individuen, welche die dänische Bevölkerung repräsentierten, hatten sich bei 9,2% anhaltende Schmerzen entwickelt, 7 % wurden schmerzfrei und 6,5% behielten ihren Status (Eriksen et al. 2004). 1994 lagen bei 13,5% und 2000 bei 15,7% chronische Schmerzen vor.

Kontingenz in der Schmerztherapie

In der Behandlung von Schmerzsyndromen wird mit medikamentösen oder physikalischen Verfahren, mit Entspannungsübungen oder komplementären Naturheilverfahren oder Akupunktur jeweils nur bei einem Teil der Betroffenen eine Linderung, seltener Schmerzfreiheit erreicht. Analgetika wie Acetylsalicylsäure, Paracetamol oder Novamin wirken nicht bei allen Schmerzpatienten, ebenso Triptane bei Migräne oder Cluster-Kopfschmerz. Beim häufigen Auftreten von Migräneanfällen oder Attacken von Cluster-headache können Substanzen wie Topiramat bzw. die Betablocker Metoprolol, Propranolol oder Bisoprolol nur einem gewissen Prozentsatz prophylaktisch helfen, was den Informationsaustausch von Arzt und Schmerzpatienten im zeitlichen Verlauf erfordert, der über die pharmakologische Verordnung bzw. Beratung hinausgeht, Situation und Arzt-Patienten-Beziehung mit Beachtung ethischer Grundwerte einbezieht. Gerade Menschen mit unerträglichen anhaltenden Schmerzzuständen machen die Erfahrung, dass alle medikamentösen und anderweitigen Therapieverfahren nicht immer hinreichend wirksam und verträglich sind und dass es keine Garantie für bleibende Schmerzfreiheit durch operative Eingriffe oder sonstige Methoden gibt. Der Therapeut kann sein Bemühen, doch keinen sicheren Erfolg versprechen. Bei chronischen

Schmerzzuständen gilt als Ansprechen (response) eine Schmerzlinderung von zumindest 50%, bei schwierig zu behandelnden Schmerzzuständen schon von 30%, was für die Betroffenen eine substantielle Erleichterung sein kann.

5. Einfacher versus komplexer Schmerz

Zwar sind alle Schmerzzustände nicht einfach (im Sinne von eins, nicht zusammengesetzt), doch können relativ einfache Formen, die nach dem Reiz-Reaktions-Schema entstehen, von komplexen chronischen Verläufen unterschieden werden, speziell auch wenn Komorbiditäten wie Depressionen oder Angststörungen vorliegen. Unterschiede zeigen sich in der Entstehung (monokausal-multifaktoriell), in Pathogenese (eingleisige Nozizeption – multidimensionale Pathophysiologie), im linearen oder nonlinearen Ablauf. Die Metapher einer Kausalkette kann gegenüber der Bezeichnung Netzwerk zur Veranschaulichung dienen (Wörz 2003, Tabelle 1). Der in einem engen experimentellen Bereich ersichtliche lineare Zusammenhang eines physiologischen Prozesses – z.B. der Schmerzzunahme bei Erhöhung von Hitzetemperatur – ist bei den nondeterministischen Abläufen etwa einer Migräne oder einer Fibromyalgie nicht gültig (Wörz 2001).

Tabelle 1: Relativ einfache versus komplexe Schmerzzustände

Relativ einfach	**Komplex**
Monokausal	Multifaktoriell
Eingleisig	Multidimensional
Reiz-Reaktion	Interaktionen
Linear	Nonlinear
Kausalkette	Netzwerk
Deterministisch	Nondeterministisch

Beim akuten Schmerz dient gewöhnlich das Modell der Nozizeption als brauchbares Behandlungskonzept, bei intermittierenden und bei anhaltenden Verläufen die personale Medizin mit eingehender Erhebung von sozialem Hintergrund, Biographie und der Multidimensionalität, den Auswirkungen und den später zu erörternden Copingformen der Betroffenen. Mit dem Komplexitätsprinzip werden über den rein biologischen Ablauf hinaus ethische Fragen der Autonomie, Würde, Gerechtigkeit und Gleichheit einbezogen. Die Kantsche Grundfrage „was soll ich tun?" erhebt sich dabei für den Betroffenen ebenso wie für den Arzt bzw. nicht-ärztlichen Therapeuten.

In der Psychiatrie wurde die multidimensionale Betrachtung schon im 19. Jahrhundert als Standard eingeführt, so im Werk von Wilhelm Griesinger (1817 - 1868). Den Begriff der „Mehrdimensionalität" prägte Ernst Kretschmer (1888 – 1964) bei der Erfassung und Erklärung psychischer Störungen mit somatischem, psychischem und sozial-kulturellem Bezug. Unter der *mehrdimensionalen Diagnostik* verstand Kretschmer die Analyse der Kausalfaktoren einer Krankheit aus den genetisch angelegten konstitutionellen Faktoren mit ihrer Wirksamkeit auf körperlicher Ebene, die sich mit der psychischen Dimension in einer kulturell bestimmten Gesellschaft zusammenschließt. Er explizierte sie am Krankheitsbild des „sensitiven Beziehungswahns" (1903). In den 1970er Jahren wurde das aus der Psychiatrie stammende multidimensionale Modell für chronische Schmerzpatienten eingeführt (Wörz 1977).

6. Der diagnostische Prozess im medizinethischem Bezug

Aus der Erhebung der *Vorgeschichte* und der *Schmerzanalyse* ergeben sich nicht nur deskriptive Aspekte für weiterführende Überlegungen und Maßnahmen, sondern auch (askriptive) Aufforderungen zur weiteren Abklärung und Hilfe und (präskriptive) Vorschriften, etwa zur sofort einzuleitenden Behandlung, etwa wenn die Beschwerden auf einen Herzinfarkt oder eine Embolie hinweisen, was eine Pflicht für notfallmedizinisches Vorgehen darstellt. Informationsgewinn beim diagnostischen Prozess wirkt sich so auf die Arzt-Patienten-Beziehung aus, besitzt also medizinethische Relevanz.

In diagnostischer Hinsicht kommt der *Lokalisation* und *Ausbreitung* von Schmerzsyndromen eine besonders wichtige Bedeutung zu. Bei den häufigsten Ursachen eines nozizeptiven Schmerzes, bei dem relativ spezifische Rezeptoren durch einen physiologischen Reiz, ein Trauma oder einen Krankheitsprozess stimuliert werden und zu einem sogenannten peripheren Schmerz führen, liegt gewöhnlich ein *Dolor localisatus* vor. Dabei stimmen Irritationsgebiet des Bewusstseinserlebnisses Schmerz und der Präsentationsort überein (Janzen 1973). Diese Gegebenheit vermittelt Sicherheit für Diagnostiker und Untersuchte.

Das Schmerzerlebnis wird in die Peripherie projiziert, kann aber auch bei internistischen Krankheiten und Schädigungen als *übertragener Schmerz (referred pain)* auftreten, etwa bei Herzinfarkt. Dabei kann die vermeintliche Schmerzlokalisation im Arm, im Gesicht oder im Bauchraum liegen, weil die einströmenden Impulse aus den inneren Organen und aus somatischen Strukturen zum Gehirn gemeinsame nervale Zugangswege haben und das Gehirn dazu neigt, die Schmerzerlebnisse in jene Strukturen zu projizieren, von denen in früheren Ereignissen Schmerz ausging, beispielsweise aus dem Arm.

Bei Neuralgien halten sich die Schmerzerlebnisse an das Versorgungsgebiet der dazu gehörigen Nerven bzw. Nervenwurzeln. Dies ist die Definition der Neuralgie, des *Dolor projectus* (Janzen 1973). Entspricht das Schmerzsyndrom dem Versorgungsgebiet eines Nerven, so besitzt dieser Befund eine große diagnostische Aussagekraft, denn die Verfolgung der Bahn, „auf welche der Schmerz projiziert wird, muss als direkte und sichere Leitschiene zum Ort der Irritation durch den Krankheitsprozess führen“ (Janzen 1973). Nicht an diese Dermatom- bzw. Myotom-gebundene Lokalisation hält sich das sog. Komplexe regionale Schmerzsyndrom mit heftigen brennenden, pochenden und quälenden Schmerzen, motorischen und feinmotorischen Störungen, Verminderung der körperlichen Leistungsfähigkeit und mit Behinderungen. Sie rufen die Betroffenen zu Überlegungen auf, wie sie damit umgehen, welche Hilfe sie in Anspruch nehmen, ob sie ihren beruflichen und sozialen Aufgaben noch nachgehen oder sich zurückziehen sollen. Solche Beschwerden gehen mit Ratlosigkeit der Betroffenen sowie mit gehäufter medizinischer Fehldiagnostik und -behandlung einher.

Verlauf mit der *Dauer* von Schmerzanfällen und auch Veränderungen im Verlauf chronischer Schmerzzustände geben wichtige Konsequenzen für die angemessene Behandlung. Als praktisches Beispiel mag dienen, dass Kortikosteroide kurzfristig ohne größere Risiken verabreicht werden können, nicht jedoch langfristig wegen der zu erwartenden gravierenden Nebenwirkungen. Bei Migräne hat sich für die Erfassung von Dauer und Verlauf, Ausprägung und Symptomatik das Führen von Schmerzkalendern außerordentlich bewährt, speziell auch für die Feststellung der Wirksamkeit von Therapiemaßnahmen. Besonders zu beachten ist, dass die Häufigkeit (der meist starken) Migräneattacken ganz wesentlich dafür ist, ob die Betroffenen „damit leben können“. Das ist der Fall, wenn sich im Monat ein oder zwei oder weniger Anfälle einstellen und die Autonomie kaum einschränken. Ganz andere Verhältnisse liegen hingegen vor, wenn die

Lebensplanung durch zahlreiche Schmerztage erheblich behindert bis aufgehoben, die (subjektive) Lebensqualität schlecht und die berufliche Leistungsfähigkeit gemindert ist, was bis hin zu Entlassungen in Zusammenhang mit krankheitsbedingten Ausfallzeiten im Berufsleben gehen kann. Wenn eine Behandlung bei solchen Betroffenen erfolgreich ist, können sich dadurch Leistungsvermögen, Allgemeinbefinden und ihre Autonomie wesentlich verbessern. Insofern besteht ein direkter medizinethischer Bezug.

Die *Intensität* experimentell hervorgerufener oder „spontan" aufgetretener Schmerzen kann durch die Schilderung der Betroffenen oder Fremdbestimmung erfasst werden, in den Stufen „schmerzfrei – leichter – mäßiger – mittlerer – starker - unerträglicher Schmerz" [1]. Die Schmerzstärke hat nicht nur einen deskriptiven dokumentatorischen Wert. Sie besitzt auch eine präskriptive Bedeutung. Sie beeinflusst die Zuwendung Angehöriger etwa beim Schreien eines schmerzgeplagten Kindes oder beim Stöhnen eines Schwerkranken, bestimmt die ärztliche Behandlung und die pflegerische Betreuung mit. Sie kann zur Entscheidung führen, ob keine oder „leichte" oder „starke" Mittel zu verabreichen sind. Zunehmender Schmerz gewinnt eher affektive und evaluative Bedeutung mit sozialen Auswirkungen, während eine geringe Schmerzwahrnehmung eher Empfindungscharakter hat und keine sozialen oder medizinethischen Bezüge besitzt.

---

[1] Im 20. Jh. wurden genauere visuelle Analogskalen (VAS) eingeführt, so durch eine 100mm lange gerade Linie mit den Extrempunkten 0 (= schmerzfrei) und 100 = (denkbar schlimmster Schmerz) mit einem dazwischen liegenden Kontinuum. Die Probanden/Patienten schätzen ihre Schmerzintensität mit Hilfe eines Strichs auf dieser Geraden ein und können so aufschlussreiche Tagesprofile über die Auslösung bzw. Modulation von Schmerzen erbringen. Einfacher sind numerische Ratingskalen (NRS) mit den Stufen 0 (= schmerzfrei) bis 10 (= virtuell schlimmster Schmerz), bei denen die bewerteten Zahlen für die weitere Informationsverarbeitung verwendet werden können (vgl. Seemann und Nilges, 2001)

Bergson (1859 - 1941) hat ein Experiment von der „Quantität der Ursache in die Qualität der Wirkung“ vorgetragen, das weiter gedacht werden soll: wenn man zum Beispiel in die rechte Hand eine Stecknadel (oder einen Kugelschreiber) nimmt und sich damit immer tiefer in die linke Hand sticht, wird zunächst etwas „wie ein Kitzeln empfunden, daraufhin eine Berührung, der ein Stich nachfolgt, sodann ein auf einen Punkt lokalisierter Schmerz und schließlich eine Ausstrahlung in die umgebende Zone“ (Bergson 1999). - Bei der Fortsetzung dieses Experiments kommt es zu einer Wegziehreaktion und zu nichtsprachlichen, paraverbalen oder gar sprachlichen Äußerungen.

In phänomenologische Hinsicht werden bei klinisch relevanten Schmerzerlebnissen die *Qualität*, das spezifische Subjektive durch die Schilderung der Betroffenen erhoben oder in Skalen bzw. psychologischen Tests dokumentiert. Sie sind in diagnostischer Hinsicht aufschlussreich – so weist ein blitzartig einschießender Gesichtsschmerz auf eine klassische Trigeminusneuralgie hin, Brennschmerz auf eine Beteiligung nervaler Fasern oder auf zentralnervöse Störungen wie Depressionen. Lösen Essen, Sprechen oder Zähneputzen schwere Trigeminusattacken aus, kann das bei den Patienten zu Verzweiflung, Angst und Depression bis hin zur Abmagerung wegen der Furcht vor Attacken beim Essen führen.

Neben sensorischen und emotionalen Phänomenen besitzen Schmerzerlebnisse *Verhaltensaspekte* in Mimik und Gestik. Sie üben *motivationale* und *interaktionelle* Funktionen aus (Craig 2003, Sullivan et al. 2006 a,b,c, Cegla und Kaufmann 2009). Sie sind Ausdruck und Appell (Wörz und Lendle 1980, Tab. 2). Die Betroffenen, Nahestehenden oder aufgesuchten Therapeuten bilden sich dabei gedankliche oder bildhafte Konzepte über Art und Entstehung und ihre Bedeutung in der Wirklichkeit.

Tabelle 2: Schmerzaspekte

- sensorisch
- emotional
- kognitiv-evaluativ
- motivational
- interaktionell
- Ausdruck und Appell

Schmerz wird von den Betroffenen kognitiv erfasst und evaluativ bewertet. Daraus ergeben sich bei bedrohlichen oder starken Schmerzen motorische Abläufe von der reflektorischen Wegziehreaktion bis zur Schonhaltung. Der Gesichtsausdruck von Säuglingen (Alter bis zum 12. Lebensmonat) und Vorschulkindern (bis zum 6. Lebensjahr) ist wegen seiner Appellfunktion vor allem für Angehörige bedeutsam. Bei Schmerzpatienten im Erwachsenenalter können die nicht-sprachlichen Verhaltensweisen in Mimik und Gestik und auffallende Stützen bis Prothesen auf Intentionalität im sozialen und ökonomischen Bereich hinweisen, so auf die Forderung nach Schadensersatz, Entlastung von Aufgaben oder Frühberentung. Wenn die Betroffenen nicht in der Lage sind, zu sprechen oder fortgeschritten dement sind, werden die Schmerzäußerungen aus nichtsprachlichen Bekundungen eingeschätzt. Hierfür wurden verschiedene standardisierte Verfahren entwickelt. In solchen Situationen kommt Nahestehenden oder Pflegenden eine besondere moralische Verpflichtung mit solidarischer Zuwendung und Hilfsbereitschaft zu.

Die verbalen Aussagen der Betroffenen, welche z.B. angeben, sie hätten Migräne, sind dabei nicht nur beschreibender Art und als solche aufschlussreich für die Erkennung der Diagnose und für eine daraus erfolgende angemessene Behandlung. Sie richten an den Arzt die Aufforderung um Linderung oder Aufhebung des Leidens und können für Nahestehende eine Entschuldigung sein, Erwartungen nicht nachzukommen, Aufgaben nicht zu erfüllen und sich zurückzuziehen. Das Unverständnis Außenstehender für Verhaltensweisen der Betroffenen kann seinen Ausgang davon nehmen, dass sie keine auffallenden Merkmale wahrnehmen und sich so die geringschätzende Fehlinterpretation einer Vortäuschung bildet. Lediglich bei einem Teil der Fälle zeigen sich Anomalien wie eine auffallende Blässe im Gesicht oder Erbrechen bei Migräne. Früher war die die Fehlbewertung von Menschen, „die ihre Migräne haben", in der Literatur und öffentlichen Meinung nahezu üblich. Nach systematischen Erhebungen werden Migräneanfälle jedoch von der Mehrzahl der Betroffenen als schwer und beeinträchtigend wahrgenommen.

Simulation als ein bewusstes Täuschungsmanöver mit seinem moralischen Bezug ist nach allen empirischen Erhebungen bei Schmerzkranken ein sehr seltenes Phänomen (IASP), während eine *Verdeutlichung* von Leiden, Beschwerden und Beeinträchtigungen in der Situation einer Begutachtung häufig ist, wird doch dabei ein bestimmtes Ziel angestrebt, sei es eine Minderung der Erwerbsfähigkeit oder Schadensersatz oder eine vorzeitige Berentung (vgl. S. 131 ff.). Schmerz besitzt also vielfältige Funktionen, ist vielschichtig und komplex, beschreibungs- und erklärungsbedürftig.

7. Erweiterung des Schmerzverständnisses

Im 20. Jahrhundert wurden die Vorstellungen über die sinnvolle biologische Funktion als Frühwarnphänomen, als Symptom von Krankheiten ergänzt und differenzierte Konzeptionen entwickelt. Der Internist und Neurologe Viktor von Weizsäcker (1886 – 1957), der oft als Begründer der Anthropologischen Medizin bezeichnet wird, unterschied als Grundformen den (biologischen) *Werdeschmerz* vom (pathologischen) *Zerstörungsschmerz* (1926). Von Weizsäcker kritisierte die „Reiz-

Erregungs-Empfindungslehre der älteren Schmerzphysiologie" mit den Beobachtungen des Klinikers, „dass ihm Schmerz vor allem auch dort begegnet, wo ein äußerer Schmerzreiz gar nicht auffindbar ist … riesige Destruktionen der Lunge, der Haut, des Gehirns können schmerzfrei verlaufen" (1936, 553). Demnach sei „das Substrat des Schmerzes nicht Schmerznerv oder seine Erregung, sondern eine gewisse Funktions*form"*, die eine Bedingung erfordert, unter der ein Reiz wirksam wird. Seine funktionale Betrachtungsweise gestattet auch die sog. „psychogenen, so z.B. die hysterischen Schmerzerscheinungen mit den sog. organischen einheitlich aufzufassen" (554). Er verwies auch auf chronische Verläufe, die für den Arzt unwillkürlich mit den selben pathogenetischen Vorstellungen verknüpft seien, was seine Therapie widerspiegele, da weiterlaufend „Ähnliches wie bei der Primärerkrankung" verordnet werde.

Spätere Beobachtungen im 20. Jahrhundert haben aber vielfältige Schäden als Folge dieses damals üblichen Vorgehen, chronische Schmerzzustände wie akute zu behandeln aufgezeigt. Es handelt sich nämlich um einen Grundfehler, wenn auf Unwirksames die Wiederholung von Unwirksamem oder dessen Quantitätssteigerung folgt, so bei der langzeitigen Medikation mit der Folge von Magen-, Darm-, Leber- und Nierenschäden bis hin zum Auftreten von „Analgetikanephropathien" und sich auf diesem Boden entwickelnden Nierenbeckenkarzinomen (Hultengren et al. 1965, Bengtsson et al. 1968). Pathogenetisch kann man hier die postulierte raum-zeitliche Funktionsgestalt als Schmerzbedingung verbunden mit einer Anpassungsstörung in Organpathologie auskristallisieren.

Von Weizsäcker beschrieb zwar, dass Schmerzerleben nicht einfach durch eine Reiz-Reaktionsabfolge zustande kommt, doch unterschied er nicht zwischen monokausaler Verursachung und der Entstehung und Aufrechterhaltung chronischer

Schmerzsyndrome durch multifaktorielle Bedingtheit, was erst in den 1970er Jahren erkannt wurde. Bekannt war zu seiner Zeit zwar das Empfindlichwerden peripherer Strukturen mit nozizeptivem Zugang etwa bei Entzündungen und bei Sonnenbrand, doch nicht die vielfältigen Sensibilisierungsprozesse des synaptischen Übergangs peripherer Neurone zum Hinterhorn des Rückenmarks und zentralnervöser Funktionen, auf die einzugehen in diesem Rahmen nicht möglich ist.

Außergewöhnlich gründlich hat der Internist Peter Uwe Henß (2015) die anthropologischen Arbeiten von Weizsäcker über den Schmerz des Menschen und die darin enthaltenen Polaritäten subjektiv – objektiv, konkret - abstrakt, phänomenologisches Erkennen - unmittelbarer Bezug zum Kranken in biographischer Methodik, individuelles Erleben – abstrakte Analyse erschlossen. Von Weizsäckers Gegenüberstellungen von Lebensordnung und Naturordnung, von Denkordnung und So-sein-sollen lassen an Kants Ergänzungen des „Reichs der Natur“ mit dem „Reich der Freiheit“ als dem spezifischen Humanum mit moralischen Verpflichtungen denken.

Der US-Anästhesiologe John J. Bonica (1917 - 1994) hob in seinem Opus magnum „*The Management of Pain*“ (1953) die eigenständige Bedeutung des Schmerzes hervor. In Diagnostik und Behandlung chronischer Schmerzsyndrome empfahl er die multidisziplinäre Zusammenarbeit. Er war der Hauptgründer der weltumspannenden International Association for the Study of Pain. Damit setzte in den 1970er Jahren die systematische Forschung und Auseinandersetzung mit vielen Fragen in Schmerzdiagnostik, -behandlung und -prävention ein. Ronald Melzack (1973) differenzierte in der phänomenologischen Erfassung des Schmerzes in *The Puzzle of Pain* zahlreiche Aspekte.

8. Schmerzkrankheit

Während Schmerz als Frühwarnphänomen und als Symptom zur Erkennung einer sich entwickelnden Krankheit eine biologisch sinnvolle Funktion hat, ist eine solche Funktion bei Schmerz als eigenständiger Krankheit nicht zu erkennen. Der Begriff *Schmerzkrankheit* (*französisch: douleur maladie*) wurde von dem Chirurgen René Leriche (1879 – 1955) geprägt, der Schmerz als stets unnützes Symptom und schädlich bezeichnete. In seinem Buch „Chirurgie de la Douleur" (1949), in deutscher Übersetzung 1958, führte er aus:

„ …bei verschiedenen Zuständen … bei denen der Schmerz die ganze oder fast die ganze Krankheit selbst ausmacht, bei denen er so vorherrschend ist, dass die restlichen Symptome erst in zweiter Linie kommen: Gelegentlich anhaltender Schmerz, fast immer in heftigen Anfälle zusammengeballt, ohne äußeren Ursachen ausbrechend, nach längerem Bestehen fast kontinuierlich, zuweilen blitzartig und erschreckend. Von diesem Schmerz, der die Krankheit und kein Symptom ist …".

Krankheiten sind nach Erkenntnissen der letzten Jahrzehnte *empirisch* nicht voll umfänglich zu erfassen. Der Begriff Krankheit enthält ethische Aussagen, fast immer im negativen Sinne, als Unwert. Wolfgang Wieland (1933 - 2015) führte als Arzt und Philosoph aus: „Eine Krankheit wird aber unter den Bedingungen unserer Lebenswirklichkeit niemals nur als ein natürliches Lebensphänomen betrachtet, sondern immerzu gleich als ein Zustand, der nicht sein soll, mithin also ein Zustand, der ein gezieltes Eingreifen nicht leidlich ermöglicht oder erlaubt, sondern geradezu fordert" (1995). Demnach ist eine Krankheit

- deontologisch ein Unwert, was nicht sein soll
- aber verbunden mit Zuweisung von Rechten und Pflichten
- gesellschaftlich beeinflusst, doch kein Konstrukt
- zivilisationsabhängig, so die Zivilisationskrankheiten.

Bei der Annäherung an den Begriff *Krankheit* können als Kennzeichen aufgelistet werden

- es ist eine Realität
- es ist eine Einheit mit typischem Muster
- es ist eine Abweichung von der Norm in empirischer und moralischer Hinsicht
- es ist ein Widerfahrnis, ein Schicksalsschlag
- es ist ein Prozess, kein statischer Zustand, der sich negativ oder auch positiv verändern kann
- es ist ein Leiden für die Betroffenen, in subjektiver Hinsicht, aber auch für Angehörige
- es ist mit einer Dysfunktion verbunden, mit Einschränkungen und Behinderungen im Alltag, im Beruf und im sozialen Leben. Aktuell gelten Rückenschmerzen als die häufigsten Ursachen für Beeinträchtigungen im Beruf und für Frühberentungen.

9. Anhaltender Schmerz und depressive Störungen

Akute und chronische Schmerzzustände sowie intermittierende Syndrome wie Migräne oder Trigeminusneuralgie sind voneinander in Diagnostik und Behandlung zu differenzieren. Chronische, unerträgliche Schmerzzustände führen in der Mehrzahl der Fälle zu einem sog. „algogenen Psychosyndrom“ (Wörz 1977), das heißt zu missmutig-trauriger Verstimmung, zu Einengung von Erlebnisfähigkeit und Interessen, zu Schlafstörungen und fakultativ zu Suizidalität. Insofern steht dem erträglichen akuten Schmerz im biologischen Warn- und Schutzsystem mit klarem Bezug zum Lebenserhalt die lebensfeindliche Kraft anhaltender Schmerzzustände gegenüber. Eine Reihe empirischer Untersuchungen ergab, dass Dauerschmerz das Risiko von Selbsttötungen erhöht (vgl. Suizidalität, 45 ff.).

Bei sog. nicht-malignen Schmerzsyndromen, etwa bei chronischen Rückenschmerzen verschlechtert das gleichzeitige Vorliegen einer depressiven Erkrankung die therapeutischen Erfolgschancen. Wird bei chronischem Schmerz eine Depression nicht erkannt, bedeutet das „Therapieresistenz". Beeinträchtigungen und Behinderungen sind bei Schmerzpatienten mit einer Depression häufiger vorhanden als bei solchen ohne. In somatisch ausgerichteten Spezialeinrichtungen finden sich viele Patienten mit therapierefraktärem Leiden (etwa nach Wirbelsäulenoperationen) infolge unerkannter Depressionen. Depressive Schmerzpatienten sind weniger aktiv als solche ohne Depression, Depressionen verstärken die einschränkenden Wirkungen des Schmerzes in Beruf und Gesellschaft (Wörz 2003). Chronische Schmerzzustände können vielfältige kognitive Funktionsminderungen bewirken (Kreitler und Niv 2007). Angst tritt ganz gehäuft bei akutem Schmerz auf, aber auch in Folge anhaltender Schmerzsyndrome und bei depressiven Störungen. Ungünstig ist die Trias von Schmerz – Angst – Depression (SAD).

10. Zum Umgang der Betroffenen mit Schmerz - Coping

Schmerz und Angst besitzen wichtige biologische, psychische und soziale Schutzfunktionen. Das Verhalten auf eine Bedrohung allgemein oder auf Schmerz speziell wird als Coping bezeichnet. Es gibt Strategien, sich mit den Ursachen von Schmerz zu befassen, ihn unter Kontrolle zu bringen oder trotz des Vorliegens in Funktion zu bleiben (van Damme, Crombez und Eccleston 2008). Verhaltensweisen wie das Wegbewegen des Organismus oder das Wegziehen eines Körperteils von einer Schadensquelle repräsentieren die physiologische Seite. Das Defensivverhalten mit Rückzug und nachfolgender Erholung ist biologisch sinnvoll (Bolles und Fanselow 2015).

Aktive und passive Copingstrategien können operationalisiert erfasst werden (Brown und Nicassio 1987). Die Dekonditionierung ist eine altbekannte unerwünschte Folge anhaltender Inaktivität mit einer funktionellen und morphologischen Minderung von Muskulatur und Bewegungsapparat und speziell mit der Entwicklung von Rückenschmerzen (Bousema et al. 2007). Sowohl psychische als auch soziale Faktoren können die Entwicklung chronischen Schmerzes begünstigen (Blyth et al. 2007, Wörz und Lendle 1980, Wörz 2009 b).

Coping ist aber nicht nur für das Individuum von Belang, es richtet sich auch an Eltern und soziale Umwelt (Schiavenato et al. 2008). Nicht-sprachliche Warnhinweise durch Mimik und Gestik, paraverbale Mitteilungen, die schon in Tiergesellschaften vorkommen und verbal-inhaltliche Darlegungen sind Teilfunktionen im protektiven System. Manche Verhaltensweisen laufen unwillkürlich als Reflexe ab, während andere auf Erkenntnis, Analogiebildung oder auf Überlieferung beruhen. Nicht alle Schädigungsmöglichkeiten müssen persönlich erfahren werden, wenngleich das Eigenerleben die eindrucksvollste Auswirkung für zukünftiges Verhalten hat. Schmerzerlebnisse und Schadenserfahrungen, die bei akuter Einwirkung oft miteinander verbunden sind, dienen der Persönlichkeitsentwicklung und Sozialisation und wurden bzw. werden in vielen Ländern zur Erziehung verwendet. Das Behalten eines gravierenden schädlichen Ereignisses schützt vor Wiederholung.

Fear-Avoidance

Als Erklärung für den Übergang akuter muskuloskelettaler Schmerzen in chronische Verläufe führten Lethem und Mitarbeiter (1983) das *Fear-avoidance-Prinzip* ein. Sie postulierten, dass Reaktionen auf Schmerzerleben verbunden mit Furcht bzw. Angst und Vermeidung (avoidance) zur Aufrechterhaltung oder

Verschlimmerung des Schmerzsyndroms führen können. Bei Schmerzpatienten wurde das Fear-avoidance-Modell von Johan W. S. Vlaeyen und Mitarbeitern eingehend untersucht und mit wissenschaftlichen Daten belegt (1995, 2000, 2012, 2015). Das Prinzip baut auf der bekannten klassischen Konditionierung nach Pawlow auf. Danach wird die Assoziation eines Reizes für eine Reaktion mit einem ursprünglich neutralen Reiz geschaffen. Dann wird in Abwesenheit des ursprünglichen Reizes das gleiche Ergebnis durch den assoziierten Reiz hervorgerufen. Konditionierte Reize können Abwehrreaktionen stimulieren. Gleichzeitig kann erworbenes Wissen zu Antizipation anregen und eine Verbindung zu konditionierten Stimuli schaffen.

Im Falle von Schmerzerleben können sich konditionierte Reize etablieren. Die Furcht vor ihnen ist vor allem für die Entstehung und Verstärkung muskuloskelettaler Schmerzen wichtig. So können unbedachte Bewegungen und körperliche Fehlhaltung zu Schmerzerleben führen, und die Angst davor kann in psychosomatischer Pathogenese Verspannungen am Halte- und Bewegungsapparat bewirken. Sie sind die häufigste Gruppe der klinisch relevanten Schmerzsyndrome (Fritz et al. 2001). Auch Angst vor Zahnschmerz bzw. vor zahnärztlicher Behandlung ist ein wichtiger Faktor mit klinischer Relevanz (Bradley 2008), der weitere Zahnbehandlungen, so die Gesundheit und das Aussehen gefährden kann. Schmerz und Angst sind beide mit erhöhter Aufmerksamkeit für negative Reize verbunden (Eysenck 1992, Eccleston 1995, Eccleston und Crombez 1999).

Neben assoziiertem Lernen in klassischer und instrumenteller Form, dem Lernen am Erfolg (Fordyce 1976, Flor et al. 2002), gibt es bei wiederholter Reizeinwirkung neurophysiologische Veränderungen mit Habituation (einer Abnahme des Reaktionserfolgs) oder Sensibilisierung (vgl. Rhudy et al. 2010). Die Prozesse laufen also nicht eingleisig und schon gar nicht linear ab – beim Komplexen Regionalen Schmerzsyndrom ist der auslösende Schädigungsreiz gering im Vergleich zur Kaskade an abnormen vegetativen, vaskulären und trophischen Folgestörungen in der Körperperipherie und im Zentralnervensystem, insbesondere aber im Schmerzerleiden mit Beeinträchtigungen.

Bei chronischen Schmerzpatienten oder bei solchen mit häufig auftretenden intermittierenden Syndromen kann nicht nur die Schmerzerfahrung als solche, sondern auch die Furcht davor, nicht nur schützende, sondern auch krankmachende Funktionen haben, die sich negativ auf den Verlauf chronischer Schmerzsyndrome und die dadurch bedingten Beeinträchtigungen bzw. Behinderungen auswirken (Vlaeyen und Linton 2012). In den 1990er Jahren wurde sogar beschrieben, dass die Angst vor Schmerz und damit verbundene Verhaltensweisen oft in höherem Maß beeinträchtigen als der Schmerz selbst (Waddell 1993, Crombez et al. 1999).

Diese Beobachtungen und ihre Erklärungsversuche ergaben:

1.) Bei Schmerzerlebnissen in bestimmten Situationen kann es über klassisches Konditionieren zur Verbindung mit dem ursprünglich neutralen Kontext kommen.
2.) Bei Schutzleistungen im akuten Fall kann sich bei Wiederholungen, im Lauf der Zeit eine paradoxe Verstärkung einstellen, konkret eine Chronifizierung von Schmerzen.

Das maladaptive Coping der Fear-avoidance ist nach vielen Untersuchungen ein eigenständiger pathogenetischer Prozess für schädigende Vermeidungsverhaltensweisen, für pathogenen Stress, für die Entwicklung von nachteiligem Schonungsverhalten und sozialen Rückzug (Ostelo und Vlaeyen 2008), welcher in der Behandlung von chronischen Schmerzpatienten beachtet und therapeutisch angegangen werden muss. Dabei sind psychologische Risikofaktoren, wichtige Lebensereignisse, Depression und Lebensqualität in die Bewertung einzubeziehen (Garcia-Campayo et al. 2007, Truchon et al. 2008, Bushnell et al. 2015).

Therapeutisch wurden deshalb dabei wie bei Angstkrankheiten bewährte Modelle wie die gestufte Exposition des mit Schmerzerleiden assoziierten Reizes verwendet. In Absetzung von dressurähnlichen Verfahren des Behaviourismus, die aus tierexperimentellen Untersuchungen entwickelt und auf Menschen übertragen wurden, sind kognitive Methoden mit der Bildung von Einsicht und Förderung von Eigenaktivität eher human ansetzende, medizinethisch anzuerkennende Verfahren. In der systematischen Auswertung randomisierter kontrollierter Studien ergab sich zudem bei chronischen Schmerzpatienten im Erwachsenenalter beim Vergleich zu reinen Verhaltenstherapien eine klare Überlegenheit kognitiver Verhaltenstherapien (Morley, Eccleston und Williams 1999).

Katastrophisieren

Katastrophisieren als eine übertrieben negative Orientierung gegenüber aktuellem oder antizipiertem Schmerz hat sich als eine wichtige Ausdrucksweise chronisch Schmerzkranker gezeigt. Katastrophisieren richtet sich kommunikativ an die soziale Umgebung und erhöht Aufmerksamkeit und Sorge anderer (Sullivan et al. 2004, 2006a, 2006 b). Als negatives Coping, erkennbar in verbaler Schilderung, Gesichtsausdruck, Gestik und Gang, der Verwendung von Gehstöcken mit demonstrativer Benutzung erwies es sich bei Kindern und Erwachsenen als wichtiger Faktor der Schmerzverstärkung und Chronifizierung und der damit verbundenen Beeinträchtigungen und Behinderungen (Goubert et al. 2005, Vervoort et al. 2009).

Bei rheumatoider Arthritis wurde Katastrophisieren als kognitives und behaviourales Coping mit negativen Selbsteinschät zungen und Vor-stellungen über die Zukunft schon in den 1980er Jahren als schädliche Strategie erkannt (Keefe et al. 1989). Katastrophisieren ist neben Vermeidungsverhalten eine besonders wichtige Copingmethode mit negativen Folgen und kann mit diesem in zirkulärer Kausalität zusammenwirken. Schon die Aufklärung der Betroffenen über die Möglichkeiten, Schmerzen zu verringern, ihre Auswirkungen unter Kontrolle zu bringen, dass sie nicht zwangsläufig dem Leiden ausgeliefert sein müssen, ist eine wertvolle, schadensvermeidende Maßnahme. Sie kann in der Bewältigung des Alltags und im beruflichen Leistungsvermögen nützlich sein.

Das Verschaffen von Einsicht und Befähigung mit Schmerz umzugehen, von schmerzmedizinischem Know how in Verbindung mit lerntheoretischen Erkenntnissen im kognitiv-behaviouralen Zugang, erbringt nicht nur praktischen Nutzen, sondern auch mehr Autonomie und damit Selbstwert. Eine gewisse Empathie bei Schmerzpatienten und emotionale Unterstützung durch Partner ist einerseits für die Betroffenen günstig (Giardino et al. 2003, Goubert et al. 2005), doch kann sich bei Katastrophisieren auch eine Bestrafung durch Partner einstellen (Boothby et al. 2004, Holtzmann und DeLongis 2007). Diese komplexen zwischenmenschlichen Interaktionen (Buenaver et al. 2007) haben einen wichtigen allgemein- und medizinethischen Bezug.

Bei den verschiedenen Coping-Verfahren zur Bewältigung von Schmerz, der Anpassung an neue Situationen mit dem Ziel eines gelungenen Lebens gibt es allerdings keinen Königsweg für alle Menschen. In Abhängigkeit von Primärpersönlichkeit, Motivation, sozialen und ökonomischen Gegebenheiten steht uns eine Pluralität potentiell effektiver Methoden zur Verfügung, vom „Stürzen in Arbeit“ bis hin zu Achtsamkeits- und Entspannungsmethoden. Die „Massenexperimente“ der Weltkriege mit zahlreichen Amputierten und anderweitig Versehrten haben aufgezeigt, dass sich die Ermöglichung von bestmöglicher Autonomie der Betroffenen mit Schaffung eines ausreichenden Einkommens und sozialer Eingliederung vielfach bewährt hat. Die Solidarität der Gesellschaft und die Gründung von Kriegsopferverbänden durch die Betroffenen selbst haben sicher bei vielen dazu geführt, das Schicksal besser zu ertragen.

11. Schmerz und Krankheitsgewinn

Der Begriff des Krankheitsgewinns entstammt der Psychoanalyse. Nach psychoanalytischer Theorie ist das neurotische Symptom eine unbewusste Kompromissbildung zwischen biologisch verankerten Bedürfnissen, moralischen Einstellungen, Umweltanforderungen und Abwehrvorgängen. Insofern liefert psychogener Schmerz in begrenztem Ausmaß auch einen *primären Krankheitsgewinn* durch Triebbefriedigungen. Bei schweren psychischen Störungen, etwa Persönlichkeitsstörungen mit drohender Auflösung der psychischen Struktur, unerträglichen inneren Spannungen mit Entwicklungen von Suizidalität kann die artifizielle Herbeiführung von Schmerz durch Ritzen oder andere Verletzungen Schlimmeres verhüten, so innere Anspannung verringern und die psychische Struktur stabilisieren (vgl. Eckhardt 1996), die Aufmerksamkeit von der sozialen Schädigung auf das körperliche Leiden lenken und dem Lebenserhalt dienen.

Daneben spielt bei Schmerzpatienten *sekundärer Krankheitsgewinn* eine gewisse Rolle. Die Betroffenen erfahren die Beeinträchtigungen nicht mehr als Signal, das zur Erarbeitung von Konfliktlösungen aufruft, sie erleben die Symptomatik als zu sich selbst gehörig und beziehen sie in Lebensführung und Zielsetzungen ein (Wörz und Lendle 1980, 16-19). In sozialen Beziehungen kann aus Schmerz Nutzen gezogen werden, von unangenehmen oder sehr schweren Aufgaben befreien, von Pflichten entlasten und zu finanziellen Zuwendungen oder Frühberentung führen. Auf die Bedeutung des Krankheitsgewinns bei Schmerzpatienten weisen mehrere Phänomene hin, die einen moralischen Bezug zu Werten wie Pflichterfüllung und Wahrhaftigkeit besitzen können:

1. Wenn eine körperliche Teilursache bei Schmerzkranken beseitigt wird, wenn etwa ein Bandscheibenvorfall bei Menschen mit anhaltenden Somatisierungsstörungen entfernt wird, so führt das bei manchen Schmerzpatienten nicht zur Besserung gestörter Befindlichkeit und verminderter Leistungsfähigkeit, zur Lebensbewältigung, sondern zu neuen Beschwerden und Symptomen, zu depressiven Störungen und Ängsten. In der psychosomatischen Literatur wurden diese Phänomene als *Symptomverschiebung* bezeichnet.
2. Wenn manche Patienten während einer Psychotherapie Mechanismen erkennen, die das Leiden aufrechterhalten oder verschlimmern, arbeiten sie oft teilbewusst oder unbewusst der Heilung entgegen.

Sekundärer Krankheitsgewinn kann zur Chronifizierung bei Schmerzpatienten beitragen. Chronifizierung wird nicht nur durch verschiedene neurophysiologische Prozesse in Peripherie, am Hinterhorn des Rückenmarks, im Zentralnervensystem begünstigt – wobei auf diese Bereiche in diesem Zusammenhang nicht einzugehen ist, sondern auch durch psychologische und soziale „Mechanismen“ mit ethischem Bezug: Bei respondentem Lernen, beim Bestehen einer Sequenz zwischen Reiz und Reaktion, wenn ein spezifischer Reiz immer wieder spezifische Reaktionen auslöst, kann nach dem Pawlow'schen Lernen ein sekundärer, neu eingeführter Reiz mit dem primären Stimulus assoziiert werden. Hat sich beispielsweise jemand verletzt, was Stöhnen, Bewegungseinschränkung, Übernahme von Arbeiten durch Angehörige hervorruft, mit verstärkter Zuwendung von betreuenden bzw. pflegenden Personen, so kann die Schädigung mit diesen Personen assoziiert werden. So kann etwa bei Erkrankungen in der Kindheit die Anwesenheit von medizinischem Personal Bewegungseinschränkung, Bitte um Hilfe und Erwartungsängste auslösen (Wörz und Lendle 1980, 166), sodass sich antizipative Muskelverspannungen mit Schmerzverhalten entwickeln.

Insbesondere Fordyce (1976) hat sich systematisch mit dem operanten Konditionieren, dem Lernen am Erfolg, den verstärkenden sozialen Faktoren systematisch befasst. Er führte drei Mechanismen operanten Konditionierens bei Schmerz auf.

- direkte, positive Verstärkung durch Zuwendung und Aufmerksamkeit
- negative Verstärkung durch Vermeidung unangenehmer Aktivitäten und
- Bestrafung von „gesundem Verhalten" (vgl. Hoffmann und Franke 2003, 152).

Insgesamt sind die Behandlungsergebnisse bei Patienten mit sekundärem Krankheitsgewinn bei konservativem wie bei operativem Vorgehen signifikant schlechter als bei solchen, die aus ihrem Kranksein keine Vorteile ziehen. Bei chronischen Rückenschmerzen sind die Heilungsverläufe bei Selbstzahlern kürzer als bei Patienten, die von Sozialsystemen unterstützt werden oder Schmerzensgeld beziehen. Dabei ist es naheliegend, an Werte wie Autonomie und der sich (nach Kant) daraus ergebenden Menschenwürde zu denken. Konkret spielen Fragen der Selbstbestimmung und Eigenverantwortung beim Verlauf der Schmerzkrankheiten eine erhebliche Rolle, sogenannte „Krankschreibungen" (sic!), können sich negativ auswirken.

Ein weiterer wichtiger Mechanismus ist *soziales Lernen* (Craig 1975) beziehungsweise Lernen am Vorbild, d.h. durch Imitation. So verhalten sich beispielsweise Töchter von Migränepatientinnen in Umgang und Medikamentenwahl ähnlich wie die Mütter.

Tertiärer Krankheitsgewinn (Bokan et al. 1981), d.h. der Nutzen Dritter aus der Erkrankung der Betroffenen, zum Beispiel von Familienangehörigen durch Bezug von Rente oder andere Unterstützung ist ein weiterer relevanter Komplex, der allerdings weniger als primärer und sekundärer Krankheitsgewinn untersucht wurde und schwieriger zu erfassen ist.

12. Artifizielle Störungen – Automutilitation und Schmerz

Über artifizielle, selbst erzeugte Störungen wurden nach einer Arbeit von Freyberger (2006) über 2800 Einzelfallstudien und Übersichten veröffentlicht, unter Bezeichnungen auch wie factitious disease, Koryphäen-Killer-Syndrom, hospital-hopper-syndrome und Operationssucht. Richard Asher (1951) führte für Selbstmanipulationen mit der Erzeugung verschiedenster körperlicher Beschwerden und Symptome die Bezeichnung *Münchhausen-Syndrom* ein. Von der Kerngruppe männlicher, oft sozial desintegrierter Menschen, die Notfallambulanzen und große klinische Zentren aufsuchen, werden oft hintereinander in fantasievollen Schilderungen diagnostisch falsche „Fährten" gelegt und umfassende Eingriffe induziert.

Eine weitere Kerngruppe wird durch weibliche Personen mit medizinischen Assistenzberufen gebildet, die selber invasive körperliche Schäden setzen, nahezu in jedem Organ und auch mit der Herbeiführung von Behinderungen (Petermann und Nitkowski 2008). Es besteht das Bedürfnis, die „Patientenrolle" zu übernehmen. In der Amerikanischen Klassifikation Diagnostic Statistical Manual (DSM)-IV und in der International Classication of Diseases (ICD-10) der Weltgesundheitsorganisation wird bei den vorgetäuschten oder durch Selbstverletzung erzeugten Symptomen keine äußere Motivation, wie ökonomischer Nutzen oder Vermeidung von Strafverfolgung als diagnostisches Kriterium angeführt.

Medizinethisch und medizinrechtlich besonders bedeutungsvoll ist das *Münchhausen-by-proxy*-Syndrom (Kapfhammer 2000, Freyberger 2006), bei dem Kinder vorwiegend durch Mütter, vereinzelt durch Väter geschädigt und dann medizinische Einrichtungen aufgesucht werden, oft mit „Gutmensch"-Verhalten. Hier ergibt sich allerdings ein Krankheitsgewinn durch soziale Anerkennung der „Täter", welche oft Persönlichkeitsstörungen aufweisen. Die Behandlung dieser Gruppe ist psychiatrisch bzw. psychotherapeutisch besonders schwierig, da die „Überführung" bei artifiziellen Störungen mit Konfrontation oft zum Behandlungsabbruch führt. Bei der Gefährdung betroffener Kinder erhebt sich die Frage, die Behandlung gegen den Willen der „Täterpatienten" durchzuführen. Im Einzelfall werden rechtliche Maßnahmen erforderlich, so über Betreuungsgerichte oder das Jugendamt, um das Schädigungsrisiko der betroffenen Kinder zu reduzieren.

Selbstverletzende Handlungen, sog. Automutilitationen sind vor allem ein psychiatrisches und psychotherapeutisches Problem in Kindheit und Jugendalter. Sie sind beim weiblichen Geschlecht häufiger als beim männlichen. In über 25 % kommt das in Verbindung mit Essstörungen vor, die ihrerseits bei Mädchen häufiger als bei Jungen beobachtet werden (Resch 2001). Dramatische Lebenserfahrungen spielen pathogenetisch eine große Rolle. Sie sind gehäuft mit Störungen der Impulskontrolle assoziiert. In der mittelalterlichen Flagellantenbewegung wurde der Körper in religiöser Verzückung zur Buße durch Selbstgeißelung und Auspeitschung instrumentalisiert. Diese Verhaltensweisen können aber auch der Bewältigung negativer Emotionen dienen und eine Form der Trauerbewältigung darstellen. Nach vielen interkulturellen Mitteilungen haben sich Menschen zum Zeichen ihrer Trauer das Haar gerauft, sich Arme zerschnitten oder Strähnen aus der Kopfhaut gerissen.

Selbstverletzendes Verhalten kommt auch bei schizophren Erkrankten vor, kann also nicht einer bestimmten psychiatrischen Entität zugeordnet werden. Es kann nicht nur Affekte regulieren, sondern auch eine Extremform sein, Affekte auszudrücken. Vor den Selbstverletzungen wird von den Akteuren eine intensive Spannung mitgeteilt mit einer nachfolgenden Erleichterung. Stereotype Automutilitationen finden sich gehäuft bei geistig behinderten Kindern und Jugendlichen. Zwanghafte Selbstverletzungen wie Kratzen der Haut werden bei Zwangsstörungen verübt. Schnitte, Stiche und Verbrennungen, das Aufkratzen von Wunden und herbeigeführte Knochenbrüche sind schwerwiegende Formen.

Die dabei erlittenen Schmerzen können in manchen Fällen als abnorme Verfahren der Selbstbehandlung interpretiert werden, sie können allerdings aber auch als Ausdrucksform massiver Persönlichkeitsstörungen, speziell vom Borderlinetyp und von schweren posttraumatischen Störungen sein. Im Einzelfall ist hierbei zu prüfen, ob ausreichende Einsicht, Urteilsfähigkeit und vernünftige Willenssteuerung gegeben sind. Eine positive Erklärung mag die Befreiung von innerer Extremspannung und drohender Depersonalisation durch die Instrumentalisierung des eigenen Körpers sein. Aus dieser hohen bis unüberschaubaren Komplexität ergeben sich schwierige medizinethische Konflikte mit Überlegungen über Freiheit, Autonomie und Menschenwürde, über Schadensverhütung, Gesundheits- und Lebensschutz.

13. Schmerz und Suizidalität

Schon in frühen Überlieferungen der Menschheitsgeschichte wurde von Suiziden berichtet. Die Antike hindurch erfolgte darüber eine kontroverse Diskussion, reichend vom Recht oder gar der Pflicht dazu in bestimmten Situationen bis hin zur moralischen Verwerfung. Seit der Aufklärung traten in Europa religiöse Erkenntnisse allmählich zugunsten soziologischer und psychologischer Bewertungen zurück. Empirische Untersuchungen erbrachten, dass bei etwa 90% der Suizide im Vorfeld psychische Störungen vorliegen, dabei in 45 - 70% der Studien eine depressive Störung (Althaus und Hegerl 2004).

Weitere Ursachen bzw. Risikofaktoren sind chronische körperliche Erkrankungen, speziell starke Schmerzen, Sucht, insbesondere Drogenabhängigkeit und Alkoholkrankheit, Psychosen und schwere Persönlichkeitsstörungen. Neben ethnischen und kulturell bedingten Einflüssen spielen demographische Faktoren eine große Rolle. Während Suizidversuche gehäuft bei jungen Frauen auftreten, werden Suizide bei älteren Männern 6 - 9 mal häufiger als im Bevölkerungsdurchschnitt registriert. Aktuell belastende Ereignisse wie Arbeitslosigkeit, Scheidung, Verlusterlebnisse und Schulden können Auslöser sein, aber auch politische Umwälzungen mit Entwurzelung. Nachahmungsserien wurden seit dem Erscheinen von Goethes „Werther“ mehrfach berichtet und als „Werthereffekt“ bezeichnet.

Suizide in Zusammenhang mit tatsächlichen Schmerzzuständen oder Furcht davor fanden wiederholt ein großes Medienecho. Die gedankliche Suizidalität ist nicht nur bei Krebs-, sondern auch bei AIDS-Patienten mit dem Vorliegen von Schmerz positiv korreliert (Breitbart 1993). Bei Migränepatienten kommen gehäuft Suizidversuche vor (Breslau et al. 1991). Bei Patienten mit chronischen Bauchschmerzen wurde eine 2 – 3 mal höhere Frequenz von Suizidgedanken und – versuchen als bei solchen ohne Bauchschmerz registriert (Magni et al. 1998).

Multiple Sklerose-Patienten mit Schmerzen sind einem höheren Suizidrisiko ausgesetzt als schmerzfreie (Stenager et al. 1991). Insbesondere ist aber die Suizidalität erhöht, wenn neben Schmerz eine depressive Störung vorliegt. In einer epidemiologischen Untersuchung, die darauf angelegt war, die Beziehung zwischen Rückenschmerzen und Tod durch Herzinfarkt zu erkunden, wurde überraschend festgestellt, dass die Probanden, welche im Jahr vor der Baseline der Studie Rückenschmerzen hatten, in den folgenden 10 Jahren häufiger Suizid begingen als diejenigen ohne Rückenschmerzen (Penttinnen 1995).

Im Extremfall liegt zudem Bewegungsunfähigkeit vor (vgl. Kasuistik Chr. L.). Im Rahmen der persönlich behandelten chronischen Schmerzpatienten der letzten Jahre gelang keine wesentliche Linderung mit Persistenz unerträglicher Beschwerden zwar bei weniger als 1% der Betroffenen, doch entzündet sich die Problematik an solchen Verläufen:

Hr. Chr. L., 53 J. weinte bei der ärztlichen Visite im Pflegeheim. Er äußerte, er wolle Sterbehilfe, wolle nach Holland fahren. Wörtlich: „Hören Sie auf, ich will Zyankali, ich will nicht leben …immer Schmerzen, bei jeder Bewegung, die Geschlechtsteile sind beschädigt, ich will eine Todesspritze!“ Er klagte, er könne die Hände kaum bewegen, nicht selbstständig essen und trinken, er habe „Angst vor dem Überleben“.

Aus den Unterlagen, der neurologischen, psychiatrischen und schmerzmedizinischen Untersuchung ergaben sich die Diagnosen:
Schizoaffektive Störung, aktuell depressiv (ICD-10 F25.1),
Inkomplette spastische Tetraparese (ICD-10 I82.49)
nach Fenstersturz (1999) aus suizidaler Absicht
mit chronischen Schmerzen (ICD-10 F 45.41),
internistisch Diabetes mellitus II (ICD-10 I11.90)[2].
Bis zu seinem Tod konnte keine hinreichende Besserung erreicht werden.

---

[2] ICD = International Classification of Diseases der WHO

In solchen Situationen ergeben sich Konflikte zwischen dem Selbstbestimmungsrecht der Betroffenen und der Fürsorgepflicht des Arztes. Eine Orientierung sind hier die Ausführungen von Körtner (2013, 671): „Das Recht auf Selbstbestimmung ist ein Implikat der Menschenwürde … Zur Menschenwürde gehört nicht nur das Recht auf Leben, sondern auch das Recht zu sterben, das Recht auf den eigenen Tod …".

Zusammenfassend ist also festzuhalten, dass unzureichend behandelte Schmerzzustände wichtige Risikofaktoren für Suizidgedanken, - versuche und Selbsttötung darstellen. Ist chronischer Schmerz mit einer depressiven Störung verbunden, ist diese Gefahr höher. Daraus ergibt sich für behandelnde Ärzte und Psychotherapeuten die Pflicht, auf diese Aspekte besonders zu achten, sich um optimale Schmerztherapie zu bemühen und gleichzeitig die medizinethischen Zusammenhänge mit dem Ziel der Schadensverhütung zu reflektieren. Vollzogene Suizide stellen nahezu immer für mehrere bis zahlreiche Angehörige, Bekannte oder die Öffentlichkeit Belastungen oder sogar Schädigungen dar.

14. Inkurable Schmerzzustände

Es entspricht langjähriger Erfahrung, dass eine hinreichende Linderung oder Beseitigung von Leiden, speziell von Schmerzkrankheiten, nicht immer gelingt, auch nicht mit interdisziplinärer Behandlung, sofern das Bewusstsein nicht ausgeschaltet wird. Diese Realität ging in die holländische, belgische und luxemburgische Gesetzgebung zur „*Euthanasie*" ein. So verbleibt bei Nutzung aller wissenschaftlich begründeten modernen Therapieverfahren bei Schmerzpatienten im Sterbevorgang, etwa bei Karzinom oder AIDS eine Minorität äußerst schwieriger Krankheitsfälle, bei denen die sogenannte *terminale Sedierung* erforderlich ist.

Auch bei nicht-malignen Schmerzzuständen sind die therapeutischen Möglichkeiten begrenzt, sodass erfahrungsgemäß zwar bei der Mehrheit der Betroffenen eine Linderung erzielt werden kann, wenngleich keine Schmerzfreiheit, dass aber aus verschiedenen Gründen in besonderen Fällen nicht einmal eine substantielle Schmerzerleichterung erreicht wird.

Das kann der Fall sein,

- wenn gleichzeitig eine hochgradige allergische Bereitschaft vorliegt, z.B. bei Komorbidität mit Dermatomyositis, mit Unverträglichkeit verschiedenster Medikamente,
- wenn Magen-Darmgeschwüre oder Niereninsuffizienz die Anwendung nicht- steroidaler Antirheumatika (NSAR) oder von Acetylsalicylsäure verbieten,
- wenn Opioidanalgetika nicht vertragen werden oder eine paradoxe Wirkung haben,
- oder wenn sich in kurzer Zeit, d.h. innerhalb von Tagen oder Wochen ein Wirkungsverlust einstellt,
- wenn eine zu vielschichtige und komplexe Multimorbidität die Anwendung von Maßnahmen ausschließt, welche standardmäßig angewandt werden,
- wenn schwere Persönlichkeitsstörungen und Krankheiten auf psychiatrischem Gebiet mit Misstrauen und paranoider Ablehnung die erforderliche Schmerzbehandlung erheblich stören bis aufheben (Beispiel Hr. Ch. L., 46).
- Auch schwere iatrogene Vorschädigungen wie multiple Operationen (vgl. Fr. E. D., 120) können ein Grund für Therapieresistenz sein.

Derartig problematische Krankheitsfälle sind in der Fachliteratur nicht systematisch beschrieben und diskutiert worden. Allerdings sind in verschiedenen Ländern Kasuistiken in Zusammenhang mit der Problematik der Sterbehilfe veröffentlicht worden. Claudia Bozzaro (2015) hat in diesem Zusammenhang die Frage aufgeworfen, ob unerträgliches Leiden ein Kriterium für ärztlich assistierten Suizid bzw. aktive Sterbehilfe sein kann.

Aus den umfangreichen empirischen Erhebungen in Holland ging hervor, dass recht verschiedene Motive für die willentliche Herbeiführung des Todes von den Betroffenen angegeben werden (Tabelle 3). Entsprechend ergeben sich vielfältige Wertekonflikte oder -kollisionen zwischen Menschenwürde, Autonomie, Lebenserhalt, der Anerkennung des Werts menschlichen Lebens, dem Mitgefühl, zwischen Altruismus versus Egoismus und der Verhütung von Schädigung Dritter oder der Gesellschaft (vgl. Vermeersch 2004). Aus diesen Untersuchungen stellte sich im Zusammenhang mit Forderungen nach Euthanasie heraus, dass Schmerzerleiden ein Teil der Problematik ist. Die Ergebnisse bez. Begründungen und Umstände für das Verlangen zu sterben sind der Tabelle 3 aufgelistet (Flintrop 2000).

Tabelle 3: Verlangen nach Euthanasie in den NL (1995)

Unerträgliches, aussichtsloses Leiden	74%
Dem Verlust des Dekorums zuvorkommen	56%
Schwerem, weiterem Leiden zuvorkommen	47%
Sinnloses Leiden	44%
Schmerz	32%
Lebensmüdigkeit	18%
Ersticken zuvorkommen	18%
Der Familie nicht zur Last fallen wollen	13%
Schmerz zuvorkommen	10%

Die Befürchtungen des Eintretens gravierender Beschwerden und unerträglichen Leidens, des möglichen Verlusts persönlicher Würde und die Absicht, schwerem Leiden zuvorzukommen, lassen an die Lebensregel von Epiktet (~50 - ~ 120 n. Chr.) denken: „Nicht die Dinge selbst beunruhigen die Menschen, sondern die Vorstellungen von den Dingen“ (Hoeffe 2012).

In ausweglosen Krankheits- und Leidenssituationen steht das Sterben mit palliativer Unterstützung oder Selbsttötung als assistierter Suizid im Ausnahmefall (Birnbacher 2005) für einen Tod in Würde zur Überlegung. Der Vollzug kann nach Erörterung und Entscheidung durch die Betroffenen erfolgen oder in Extremfällen (wie Locked-in-Syndrom) durch Beauftragte mit Verfügungsvollmacht, unter dem Primat der Selbstbestimmung (vgl. Lunshof 2005). Im Gegensatz zu den Darlegungen von Norbert Hoerster (1998) sollte das aber nicht eine *ärztliche* Aufgabe sein. Die Intention des Arztes ist in der Tradition von Hippokrates nicht auf Tötung ausgerichtet.

Zwischen Lebensschutz und Würdeschutz können sich konkurrierende Wertekonstellationen ergeben. Menschenwürde fundiert Anspruchs- und Abwehrrechte, ist eine Begründungsinstanz auch für Maßnahmen, welche im Hinblick auf den Lebensschutz fragwürdig sind. Moralische Handlungen sind Thomas folgend durch die Absicht bestimmt. Übereinstimmung besteht allerdings, dass nicht nur die aktive, sondern die passive Herbeiführung des Todes eines schmerzkranken Menschen, die nicht von ihm verlangt wird, sondern im Interesse seiner Umgebung oder der Gesellschaft liegt, verboten sein muss, auch wenn das Schreien eines Schmerzkranken, etwa bei schweren vorwiegend in der Nacht auftretenden Phantomschmerzanfällen eine große Belastung für die soziale Umgebung darstellt.

15. Schmerz und Palliativmedizin

Begriffsbestimmung: „Palliativ“ stammt vom lateinischen Wort „pallium“ = Mantel, Umhang. „*Palliativmedizin*“ (englisch: *palliative care*) setzt sich von der herkömmlichen kurativen Medizin ab bzw. ergänzt sie. Die Weltgesundheitsorganisation (WHO) hatte 1990 zunächst eng definiert: „Palliativmedizin ist die aktive, ganzheitliche Behandlung von Patienten mit einer progredienten, weit fortgeschrittenen Erkrankung und einer begrenzten Lebenserwartung zu der Zeit, in der die Erkrankung nicht mehr auf kurative Behandlung anspricht und die Beherrschung der Schmerzen, anderer Krankheitsbeschwerden, psychologischer, sozialer und spiritueller Probleme höchste Priorität besitzt.“ Ausdrücklich wird dabei auf die vierte, spirituelle Dimension verwiesen (vgl. Saunders 1994, Müller-Busch 2009, S3-Leitlinie Palliativmedizin 2015).

Die englische Krankenschwester, Sozialarbeiterin und Ärztin Cicely Saunders (1918 - 2005) gilt als Hauptbegründerin der modernen Palliativmedizin. Die Eröffnung des St. Christopher´s Hospice in London 1967 kann als Meilenstein der Hospizbewegung aufgefasst werden. Palliativmedizin ist ein neuer bzw. ergänzender Ansatz für die medizinische, psychologische, soziale und spirituelle Art und Weise der Betreuung schwerstkranker und sterbender Menschen, wobei auch die Angehörigen einbezogen werden. Hospizen wurden zwar schon im Mittelalter durch christliche Ordensgemeinschaften gegründet, speziell an den Pilgerwegen, in denen sie Erschöpften, Bedürftigen, Kranken und Sterbenden offenstanden. Nach ihrem Schwinden mit den religiösen, geopolitischen und kulturellen Veränderungen in der Neuzeit wurden sie erst in der zweiten Hälfte des 20. Jahrhunderts wieder eingeführt, in funktioneller Verbundenheit mit Palliativmedizin.

In der Palliativmedizin ergab sich eine Erweiterung der Aufgabenerfüllung. Der Entwicklung der inhaltlichen und institutionellen Ausdehnung von Palliativmedizin und Hospizbewegung entsprechend, hat die WHO 2002 eine aktualisierte Definition veröffentlicht: „Palliative care is an approach that improves the quality of life of patients and their families facing the problem associated with life-threatening illness, through the prevention and relief of suffering by means of early identification and impeccable assessment and treatment of pain and other problems, physical, psychosocial and spiritual" (Baumgartner 2004). Palliativmedizin bezieht sich nicht nur auf onkologische Fragen und auch nicht nur auf die Sterbephase, sie hat vielmehr einen umfangreichen Anspruchsbereich in den verschiedenen, oben aufgeführten Dimensionen des Menschseins. Die WHO hat (2002) ihre Aufgaben in erweitertem Umfang aufgelistet:

„Palliative care

- provides relief from pain and other distressing symptoms
- affirms life and regards dying as a normal process
- intends neither to hasten or postpone death
- integrates the psychological and spiritual aspects of patient care
- offers a support system to help patients live as actively as possible until death
- offers a support system to help the family cope during the patient´s illness and in their own bereavement
- uses a team approach to address the needs of patients and their families, including bereavement and counselling, if indicated
- will enhance quality of life and may also positively influence the course of illness
- is applicable early in the course of illness, in conjunction with also other therapies that are intended to prolong life, such as chemotherapy or radiation therapy, and includes those investigations needed to better understand and manage distressing clinical complications."

Schmerz mit seinen ethischen Bezügen stellt eine bedeutende Komponente in der Aufgabenbewältigung von Palliativmedizin, aber nicht den ganzen Komplex dar. Doch ist Tumorschmerz in seinen verschiedenen Formen bei den palliativmedizinisch zu „kontrollierenden“ Symptomen besonders wichtig. In einer 12438 Tumorpatienten umfassenden Untersuchung von 10 Studien betrug die Häufigkeit der Symptome:

Schmerzen 70,3%, Mundtrockenheit 67,5%, Anorexie 60,9%, Schwäche 46,8%, Verstopfung 44,7%, Luftnot 42,3%, Übelkeit 36,2%, Schlaflosigkeit 34,2%, Schwitzen 25,3%, Schluckbeschwerden 23,3%, urologische Symptome wie Harnretention, Dysurie, Pollakisurie 21,3%, neuropsychiatrische Symptome wie Agitiertheit, Desorientiertheit, Verwirrtheit, Krämpfe, Schwindel, Tremor, Sedierung 19,8%, Erbrechen 18,5%, dermatologische Symptome wie Juckreiz, Infektionen, allergische toxische Reaktionen, Decubitalulcera 16,3%, Dyspepsie 11,3 %, Diarrhoe 7,6% (Bernatzky und Likar 2004, 13-14)

Im frühen Stadium können Krebserkrankungen symptomfrei verlaufen. In den fortgeschrittenen Stadien ist aber die Mehrzahl der Patienten davon betroffen, jedoch sind es keinesfalls alle. Es liegt demnach eine kontingente Beziehung zwischen den schweren Krankheiten und verschiedensten Symptomen vor. Im Falle unerträglicher Schmerzen ist der Erkenntnis Rechnung zu tragen, dass es sich dabei nicht um Epiphänomene handelt, sondern um krankmachende, einengende und teils entwürdigende Kräfte, die zu lautem Klagen und Schreien, zu Unruhe und Verzweiflung führen können.

Der Bedarf an palliativmedizinischer Betreuung am Lebensende ist groß. Sie
- fördert die Lebenszufriedenheit
- bejaht das Leben
- akzeptiert das Sterben als normalen Prozess
- lindert Schmerzen
- behandelt quälende Symptome

- bietet der Familie Unterstützung
- integriert die psychischen und spirituellen Bedürfnisse
- begleitet die Angehörigen in der Trauerphase (Nolte 2005).

Hinsichtlich des Ziels der Verbesserung palliativmedizinischer Maßnahmen und der Gesetzgebung, ambulante und stationäre Einrichtungen zu schaffen, bestand und besteht zwischen den demokratischen Parteien in Deutschland ein geradezu bemerkenswerter Konsens mit konkretisierter Zustimmung durch Gesetzgebung 2006. In der Diskussion verbleibt hingegen die Problematik des assistierten Suizids bei Menschen in ausweglosen Situationen bei jenen Krankheiten oder Schädigungsfolgen, bei denen das Ableben nicht absehbar ist. Dazu gerechnet wird nicht nur die Minorität von Schmerzpatienten mit inkurablem, nicht signifikant zu lindernden Leiden aus verschiedenen Gründen. Einzubeziehen sind auch psychisch Schwerkranke, etwa durch anhaltende schwere Depressionen, Suchtkrankheiten oder massive Persönlichkeitsstörungen.

Palliativmedizin soll also die von schweren Krebskrankheiten Betroffenen im Lauf ihres Krankseins begleiten, die bestmögliche Lebensqualität gewährleisten, eine kompetente Behandlung ermöglichen und dabei die betreuenden Berufsgruppen und Angehörige einbeziehen. Durch dieses breite, multidimensionale Vorgehen, das sich ambulant, konsiliarisch und (teil-) stationär realisieren lässt und auch weitere Krankheiten wie Amyotrophe Lateralsklerose oder chronische obstruktive Lungenkrankheit (COPD) einbezieht, sollen auch Ängste, Befürchtungen und Vorurteile abgebaut werden, speziell im Umgang mit Opioiden: Opioide führen nicht zwangsläufig zu Abhängigkeit und mindern bei solchen Patienten nicht deren Würde, vielmehr können sie über Schmerzreduktion und Erleichterung der Atmung einen Gewinn an Selbstständigkeit und Würde herbeiführen.

In ethischer Hinsicht werden im Rahmen der Palliativmedizin Unsicherheit und Ängste verringert, religiöse und kulturelle Besonderheiten thematisiert und die menschliche Würde bei größtmöglicher Selbstbestimmung in den Vordergrund gerückt. Die Gespräche bewegen sich im Spannungsfeld zwischen „Nicht-Sterben-Wollen, Nicht-Länger-Leben-Wollen“ und der „Angst vor dem Sterben-Müssen“ (vgl. Nolte 2005).

Medikamentöse Methoden der Palliativmedizin werden mit Gesprächen, mit Diät, Musiktherapie, Ordnungstherapie, manuellen, physiotherapeutischen, balneologischen, mit Wärme- und Kälteverfahren und verschiedenen psychologischen Therapien kombiniert, im Sinne der für Palliativmedizin charakteristischen ganzheitlichen Sicht. Dabei wird stets der Erhalt befriedigender bis guter Lebensqualität bzw. die Besserung schlechten Lebens angestrebt. Wichtigste Voraussetzung ist dabei angemessene Schmerztherapie, wie Fragebogenuntersuchungen bei Betroffenen ergaben (Likar 2004, Likar und Bernatzky 2004).

Die Sedierung am Lebensende (*terminale Sedierung*) ist eine faktisch selten ergriffene Maßnahme, unheilbar Kranke mit ihrer Zustimmung bzw. ihrer Rechtsbetreuer im Endstadium so zu sedieren, dass Schmerzen und andere Symptome unwesentlich sind oder kaum mehr wahrgenommen werden, wenn alle anderen Maßnahmen das Leiden nicht unter Kontrolle bringen können und durch die Unerträglichkeit eine Entwürdigung mit Autonomieverlust eintritt. Die Symptomlinderung tritt in den Vordergrund. Eine Lebensverkürzung durch die Sedierung selbst wird überwiegend bestritten. Sollte sie eventuell eingetreten sein, so wird sie dann nach allgemeiner ethischer Auffassung, theologisch und strafrechtlich als „indirekte Sterbehilfe“ am Lebensende, also die letzten drei bis sieben Tage vor dem Tod als zulässig erachtet und ohne Sanktionierung akzeptiert.

In der multidisziplinären *S3-Leitlinie Palliativmedizin* (2015) für unheilbare Krebskranke wird eine verbesserte Versorgung durch Information angestrebt

- über das Angebot der rechtzeitigen palliativmedizinischen Versorgungsstruktur entsprechend der Bedürfnisse
- über die Behandlung häufiger Symptome nach dem aktuellen Stand der Wissenschaft
- über die angemessene Kommunikation mit Patienten und Angehörigen mit Festlegung von Therapiezielen
- über die angemessene Behandlung in der Sterbephase (18).

Als *Sterbephase* sind bei diesen Patienten die letzten sieben Tage des Lebens definiert.

Unterstrichen wird auch in dieser Leitlinie der ganzheitliche Ansatz mit den vier Dimensionen *physisch, psychisch* in kognitiver und emotionaler Hinsicht, *sozial*, besonders im Hinblick auf Angehörige und *spirituell*, hinsichtlich existentieller Fragestellungen von Leid und Tod, Schuld und Scham, Versöhnung und Vergebung, Freiheit und Verantwortung, Hoffnung und Verzweiflung, Liebe und Freude betreffend (23, 24). Palliativmedizin wird durch Hospizarbeit unterstützt. Dabei wird auch gefordert, die für eine Person wichtigen Werte und Werthaltungen zu beachten und zu erfassen, „das Verhältnis zur eigenen Person, zur Familie, zu Freunden, Beruf, Materielles, Natur, Kunst und Kultur, Ethik und Moral, zum Leben als solchem" (24). Der spirituelle Bereich „religiöse Aspekte, Glaube, religiöse Inhalte und Praktiken, die Beziehung zu Gott oder dem Transzendenten" wird einbezogen (24).

Bei der Palliativversorgung von Menschen mit einer unheilbaren Krebserkrankung sollen grundsätzlich Lebensqualität der Betroffenen und ihrer Angehörigen im Zentrum der Bemühungen stehen. Die in diesem Versorgungsbereich Tätigen sollen im Umgang mit den Betroffenen und ihren Angehörigen wahrhaftig sein und das Sterben als einen Teil des Lebens akzeptieren, Patientenpräferenzen berücksichtigen und menschliche Rahmenbedingungen schaffen. Neben der interdisziplinären Betreuung sollen die Begleitung in der Sterbephase und auf Wunsch die Vermittlung von Trauerbegleitung erfolgen.

Neben dem besonders wichtigen Schmerzproblem ist in der Palliativmedizin, speziell auch bei Krebskranken *Atemnot* eine sehr belastende Beschwerde, Anlass für Ängste und Befürchtungen. Die Amerikanische Thoraxgesellschaft (American Thoracic Society) definiert Atemnot 2012 als „eine subjektive Erfahrung einer unangenehmen Atmung, die in ihrer Ausprägung schwanken kann. Die Erfahrung wird von einem komplexen Zusammenspiel physischer, psychischer, sozialer und umweltbedingter Faktoren beeinflusst und kann sekundäre physiologische verhaltensbezogene Reaktionen auslösen“.

In *diagnostischer* Hinsicht ist nach der Erfassung des sensorischen Erlebens im Schweregrad die emotionale Belastung und die Beeinträchtigung zu bestimmen. Wenn die Atemnot trotz optimaler Therapie der Grunderkrankung weiterbesteht, so bei Lungenkrebs trotz Chemo- und Strahlentherapie, ist die symptomatische Behandlung medizinisch, ethisch und rechtlich geboten. Atemnot kann durch körperliche Belastung, Begleiterkrankungen, Emotionen oder Umgebungsfaktoren bzw. von mehreren Auslösern verursacht werden und führt nach Patientenbefragung zum höchsten Grad an Belastung. Diese Beschwerde ist mit Angst oder gar Panik verknüpft und bewirkt häufig zusätzliche körperliche Einschränkungen und soziale Isolation.

Nach langjährigen, gut übereinstimmenden Erfahrungen werden dabei lege artis Opioide angewandt, differenzierend verschiedene andere Substanzen unter Beachtung weiterer Funktionsstörungen und Krankheiten wie Niereninsuffizienz, Obstipation oder Schluckbeschwerden. Die Befürchtung, dass Opioidanalgesie das Leben zwangsläufig verkürze, ist durch empirische Untersuchungen falsifiziert worden. Dabei gilt in der katholischen Moraltheologie das Prinzip der Doppelwirkung, das auf Thomas von Aquin zurückgeht (zit. n. Thiele, 19). Nach Thomas wird die Sittlichkeit einer Handlung durch die Absicht bestimmt. Die Inkaufnahme der Todesfolge wird bei Behandlungen in der Terminalphase als erlaubt angesehen, wenn die Lebensverkürzung dabei nicht intendiert wird (vgl. Pius XII., 1957, 1958). Strafrechtlich ist nach Birnbacher (2005, 34) passive Sterbehilfe zulässig, aktive prinzipiell strafbedroht, beide sind nicht „unter allen Bedingungen ethisch unproblematisch“ (34).

Kenntnisse über Probleme im Sterbevorgang können die Situation der Betroffenen und ihrer Umgebung in der Realität und in Befürchtungen erleichtern: So ist *Atemnot* (*Dyspnoe*) eine subjektive Empfindung, nicht ausreichend Luft zu bekommen, während beschleunigte Atmung (*Tachypnoe*) und tiefe Respiration (*Hyperpnoe*) objektiv erkennbare Atemtypen sind, die nicht unbedingt von den Betroffenen als belastend erlebt werden. Im Falle einer mit Angst verbundenen Dyspnoe ist Morphin das wichtigste Medikament, das in niedriger Dosis gut wirken kann. Erfahrenen Palliativmedizinern gelingt auch die Unterscheidung einer terminalen Lungenentzündung von dem beängstigenden und beunruhigenden sog. *Todesrasseln*. Es ist im Oxford Text Book of Palliative Medicine (Ahmedzai 1994) definiert als:

> „Eine geräuschvolle Respiration während der letzten Stunden oder Tage im Leben eines Patienten. Todesrasseln entsteht bei bewusstlosen oder bewusstseinsgetrübten Patienten mit reduziertem oder erloschenem Schluckreflex. Sie sind außerstande, den Schleim aus den großen Bronchien herauszuhusten oder ihren Speichel zu schlucken. Todesrasseln wird von einer leichteren Obstruktion in Glottis, Trachea oder im Bronchialbaum verursacht“.

Hilfe ist hier mit den Medikamenten Scopolamin und Morphin möglich, insbesondere aber durch regelmäßige Lagerung, wenn sich die Patienten nicht drehen und entlasten können. Der Kopf soll nicht nach hinten gebeugt sein, dass die Zunge zurückfällt und die Atmung behindert. Einfache Maßnahmen wie Seitlagerung mit angehobenem Oberkörper und offenem Fenster in frischer Luft können das für Angehörige und Pflegepersonal unangenehme Geräusch durch mangelndes Heraushusten bei erloschenem Schluckreflex mildern und dadurch Beunruhigung und Sorgen am Lebensende entdramatisieren.

16. Leben und Lebensschutz im Kontext von Schmerzerleiden

Begriffsbestimmung: „Der Begriff *Leben* bezeichnet das individuelle und soziale Leben des Menschen sowie das natürliche, reproduktive Leben aller lebendigen Wesen. Mit dem Aufstieg des mechanistischen, naturwissenschaftlichen Lebensbegriffs und der fortschreitenden Technisierung in der Moderne verschränken sich diese Konnotationen zunehmend. Im Rahmen der evolutions-theoretischen Logik wird das individuelle Leben als Teil des reproduktiven Lebens der Gattung verstanden …“ (Jutta Weber 2010, 1377).

Leben kann naturwissenschaftlich-deskriptiv und auch philosophisch-normativ betrachtet werden. Als grundlegende Eigenschaften besitzen die Lebewesen Strukturen, welche durch Energiezufuhr aufrecht erhalten werden mit Abgrenzungen zur Umgebung, über die ein Austausch von Stoffen und Wärme stattfindet. Dabei ist die Sonne der Hauptenergielieferant für die Erde und all ihre Lebewesen. Der vor etwa 200.000 Jahren in Afrika entstandene Homo sapiens setzt sich heute in seiner Struktur auch aus Bestandteilen schon früher existierender Lebewesen wie Bakterien, Viren und (geringen) Komponenten des verwandten Neandertalers zusammen, den eine Gruppe nach Auswanderung in Europa antraf. Er besitzt die biologischen Kennzeichen von Lebewesen, nämlich

(1) Struktur mit Austausch von Stoffen und Energie
(2) Stoffwechsel (Metabolismus)
(3) Fähigkeit zur Selbstreproduktion und
(4) Mutagenität als Voraussetzung für die Entwicklung aus niederen Lebewesen heraus.

Hinzu kommen Herstellung-, Aufrechterhaltungs- und Reparaturmechanismen. Beim Menschen stehen aber nicht molekulare, zelluläre und organismische Gegebenheiten im Vordergrund. Menschliches Leben erschöpft sich auch nicht in Empfinden, Fühlen, Erinnern, Lernen und Wollen, es umfasst vielmehr auch höhere Sphären der Wirklichkeit. In Platons Aufbau ist das Beseelte und Geistige vorrangig, im System des Aristoteles weniger die vegetativen (pflanzlichen) und animalischen (tierischen) Bereiche, als vielmehr das menschlich Spezifische von Vernunft in Kommunikation und Zusammenleben. Die Abstufungen der biologischen Lebensformen können bei der herkömmlichen Dreigliederung in Pflanzen – Tiere – Menschen nicht stehen bleiben, sondern erfordern weitere Differenzierung.

Leben ist das Grundthema der Biologie. Ernährung und Wachstum ist auch den Pflanzen eigen, Sinnesempfindung gehört dazu. „Doch teilen wir auch dieses gemeinsam mit Pferd, Rind und jeglichem Lebewesen. So bleibt schließlich nur das Leben als Wirken des rationalen Seelenteils. – Dieses aber ist anzusehen teils als Gehorsam übend gegenüber dem Rationalen, teils als das rationale Element besitzend und geistige Akte vollziehend“ (Aristoteles NE I 1097b 34). In der europäischen philosophischen Tradition wird der Mensch als *zoon logon echon*, als sprach- und vernunftbegabtes Lebewesen definiert.

Lexikalisch kann der Begriff Mensch sowohl auf jeden Einzelmenschen als auch den Gattungsbegriff des Menschen im Sinne der Menschheit bezeichnet werden. Diese Bestimmungen implizieren die Fragen nach den natürlichen und vernünftigen Anteilen des Menschen, nach dem Verhältnis des Individuums zur Gattung, zur sozialen, politischen und kulturellen Umgebung, nach dem Verhältnis der empirischen zu einer normativen ethischen Bestimmung des Menschen (Rentsch 2010, 1526).

Das hier speziell interessierende menschliche Leben ist seit der Antike ein wichtiger Begriff der Philosophie. Aristoteles' Philosophie umfasste beide Bereiche und darüber hinaus auch Psychologie und Politikwissenschaft, welche sich von der Philosophie als Wissenschaft abgesetzt haben. In biologischer Hinsicht gehört der Mensch als politisches Lebewesen nach Aristoteles zu den in Sozialverbänden lebenden Organismen wie Bienen, Ameisen und Kraniche. Aristoteles unterstrich in seiner Formel vom Menschen als dem „von Natur nach Gemeinschaft strebenden Wesen" (Polit.A3.1253a3) den sozialen Aspekt.

Zum grundsätzlichen Wert menschlichen Lebens

Bezüglich des ethischen Werts von Leben sind sehr unterschiedliche Positionen entwickelt worden: Neben der Behauptung des Absolutwertes menschlichen Lebens oder sogar des Lebens schlechthin, neben dem Diktum der „Ehrfurcht vor dem Leben" von Albert Schweitzer (1875 – 1965), steht die nüchterne Erfahrung, dass zwischen vielen Lebewesen ein Existenzkampf besteht. Die Medizin hat große Fortschritte durch Vernichtung niedriger Lebewesen gemacht, zum Beispiel durch die Ausrottung der Pocken. Heute sind große Bemühungen im Gange, durch Lebewesen hervorgerufene Krankheiten wie AIDS, Malaria und Tuberkulose unter Kontrolle zu bringen.

In der Medizin steht das menschliche Leben in der Werteordnung unangezweifelt über biologisch niedrigen Lebensformen. Gefährliche Lebewesen, wie Polio- oder Ebolaviren oder Cholerabakterien legitimieren den Arzt, nicht nur menschliches Leben durch Unschädlichmachen oder Zerstören solcher Krankheitserreger zu erhalten, sie verpflichten ihn gerade dazu. Die Ermöglichung eines guten, eines geglückten menschlichen Lebens ist seit der Antike ein wichtiges Ziel in der Medizin Europas.

Die Frage des grundsätzlichen Werts des Lebens wird philosophisch, rechtlich und medizinisch auch durch die Problematik des Suizids aufgeworfen: Die allermeisten Philosophen argumentieren gegen Suizid, doch gibt es auch Befürworter. Das war schon im Altertum der Fall. Seneca, der Lehrer Neros, suizidierte sich auf dessen Verlangen 65 n. Chr. Nach ihm ist das Leben nicht ein Gut an sich, sondern nur das menschenwürdige Leben. Wenn ein solches nicht geführt werden kann, hat der Mensch das Recht, sein Leben zu beenden, um Unfreiheit, Schande oder einen schweren Tod zu verhüten (Seneca, 25 - 26):

„Verachtet den Schmerz: Er wird entweder enden oder lässt euch enden. Verachtet den Tod; er setzt euch entweder das Ziel oder bringt euch weiter. Verachtet das Schicksal: Keinen Stachel habe ich ihm gegeben, womit es euren Geist verletzen könnte.

Vor allem habe ich darauf geachtet, dass niemand euch gegen euren Willen halte. Ein Ausweg steht euch frei. Wenn ihr nicht kämpfen wollt, dürft ihr fliehen. Daher habe ich von allem, dem ihr nach meinem Willen nicht ausweichen könnt, nichts leichter gemacht als das Sterben … jederzeit, jeder Ort soll euch belehren, wie leicht es ist, der Natur den Dienst aufzusagen und ihre Gaben zurückgeben … überall, wo du willst, ist ein Zugang. Und eben das, was man das Sterben nennt, wobei die Seele aus dem Leib scheidet, währt nur kurze Zeit, als ob man einen so raschen Vorgang fühlen könnte. Ob den Hals ein Gürtel zuschnürte, ob den Atemweg Wasser verschloss, ob Leuten, die auf den Kopf fielen, beim Aufschlag auf den harten Boden die Schädeldecke brach…“

Thomas von Aquin (1225 – 1274) hat nach Hubertus Busche hingegen drei neue und außerordentlich einflussreiche Begründungen gegeben, warum das „Sich selbst-Töten (se ipsum occidere) ganz und gar unerlaubt (omnino illicitum)“, eine Todsünde sei, „im Verhältnis zu sich selbst, zur Gemeinschaft und zu Gott: Erstens lebt jedes Wesen von Natur aus zu sich selbst; und dazu gehört, dass jedes Wesen von Natur aus sich selbst im Sein erhält“, zweitens als Teil der Gemeinschaft in Verpflichtung zu ihr und drittens der Schöpfungsordnung entsprechend im Verhältnis zu Gott. – Hingegen hat David Hume (1711 – 1776) in seinem *Essay über Suizid* Argumente für die Erlaubnis dafür unter bestimmten Umständen aufgeführt, ebenfalls in Anknüpfung auf den Bezug zu sich selbst, zur Gesellschaft und zu Gott. Er bestreitet den Wert und Nutzen eines Individuums, das „tired of life, and hunted by pain and misery“ lebt - für sich, für die soziale Umgebung und in der Beziehung zum Schöpfer.

Ist menschliches Leben ein absoluter Wert?

Der *Schutz menschlichen Lebens* genießt rechtlich und medizinisch eine sehr hohe Anerkennung, ist jedoch nicht absolut (latein. absolutus = losgelöst, hier unabwägbar). Im Falle der Notwehr und im Verteidigungskrieg ist Töten erlaubt, wenn es keine anderen Möglichkeiten gibt, sich seines Lebens zu erwehren. Auch in theologischer Hinsicht ist das Leben eines Menschen kein Absolutwert, wenngleich die Gottesähnlichkeit des Menschen überliefert wurde, so im Buch Genesis 1, 26,27: „Dann sprach Gott: Lasset uns Menschen machen nach unserem Vorbild, uns ähnlich; sie sollen herrschen über … so schuf Gott den Menschen nach seinem Bild, nach dem Bild Gottes schuf er ihn, als Mann und Frau schuf er sie.“ Bei der Konkurrenz oder gar Kollision von Werten und Interessen sind in der christlichen

Lehre, im Recht, in Politik und in Medizin Tötungen menschlichen Lebens bzw. menschlicher Lebensformen nicht völlig ausgeschlossen: Thomas von Aquin als Verfechter der prinzipiellen Unverfügbarkeit menschlichen Lebens anerkannte das moralische Recht des Tötens in Notwehr, wenn keine Alternative zur Verfügung steht und im Krieg. Er bejahte sogar die prinzipielle Rechtmäßigkeit von Hinrichtungen (Hubertus Busche).

Kommt allem menschlichen Leben der gleiche Wert zu?

Manche religiösen Stellungnahmen nehmen diese Position ein. Nach der jüdischen Lehre hat jedes menschliche Leben einen gleichen, unendlichen Wert (zit. n. Helga Kuhse u. Peter Singer 1993, 49 ff.). In der europäischen Philosophie wurden seit der griechischen Antike hingegen Differenzierungen des menschlichen Lebens und hierarchische Abstufungen getroffen. So hat Aristoteles das pflanzliche Leben vom tierischen und vom menschlichen differenziert, das Irrationale vom spezifisch Menschlichen. „Ein Teil nun des Irrationalen ist (allem Lebenden) gemeinsam und hat vegetative Wirksamkeit, ich meine die Ursache von Ernährung und Wachstum" (NE I, 6, 13). Höffe konstatierte in: „Eine praktische Philosophie der Medizin":

„...ohne Zweifel haben auch subhumane Wesen einen Wert, je nach jeder grundsätzlichen Leistungsfähigkeit fällt er höher oder niedriger aus: Pflanzen steht ein größerer Wert als Mineralien und Tieren ein größerer Wert als Pflanzen zu. Nur der geistige Aristokrat innerhalb der Natur, aber, der Mensch hat nicht nur seinen komparativen (Mehr- oder Weniger-) Wert, sondern jenen schlechthin höchstens, superlativischen Wert, der sich weder steigern noch abschwächen lässt und jedem einzelnen Individuum unverlierbar zukommt. Der diese Thema überragende Philosoph, Immanuel Kant, sagt ja, wie in Stein gemeißelt: Dass die Menschen nicht gegeneinander verrechnet werden dürfen, sondern „ über allen Preis erhaben sind (GMS)".

Peter Singer und Helga Kuhse (1993) haben mutig vorgetragen, dass der Lebenserhalt von anencephal Geborenen oder von Neugeborenen ohne funktionierendes Verdauungssystem fragwürdig ist. Solche Wesen starben früher rasch eines natürlichen Todes, während sie heute durch Medizin und Pflege lange am Leben gehalten werden können. Singer verwies in diesem Zusammenhang auch auf Gepflogenheiten in früheren Kulturen, etwa im Römischen Reich mit dem Aussetzen missgebildeter und zum Teil gesunder Kinder mit dem Hinweis auf die mythologischen Gestalten von Romulus und Remus, die der Sage nach von Wölfen ernährt wurden. In verschiedenen Kulturen mit begrenzten Ressourcen war nach Kuhse und Singer die Verringerung der Nachkommenschaft durch Infantizid oder Abtreibung üblich (1993, 137 ff.).

Dies ist nach Aristoteles die eine Komponente von *éthos*, wenngleich die Frage des normativ Guten aus Einsicht und sittlicher Überlegung, des *èthos* als zweiter Bestandteil der Ethik hierbei nicht erörtert wird. In Zusammenhang mit den technisch-medizinischen Möglichkeiten des Erhalts menschlicher Lebensformen in sehr frühen Stadien von Feten, im Falle des heute möglichen Erhalts menschlicher Lebensformen, welche zu selbstständigem Leben prinzipiell unfähig sind, bestreiten Singer und auch Kuhse mit ernstzunehmenden Argumenten den *Speziezismus*, dass jeder Mensch prinzipiell über anderen Lebewesen stehe. Singer fordert (1994, 192): *Erkenne, dass der Wert menschlichen Lebens verschieden ist.*

Dieses neue Gebot erlaubt es uns, offen anzuerkennen … dass das Leben ohne Bewusstsein keinerlei Wert hat … (Anmerkung: Bei irreversibler Schädigung des Cortex cerebri von Menschen mit ihrem Funktionsausfall)… nach dem neuen ersten Gebot sollten wir Menschen in Übereinstimmung mit ihren ethisch relevanten Eigenschaften handeln. Einige davon liegen in der Natur des betreffenden Wesens. Dazu gehören Bewusstsein, die Fähigkeit zu körperlicher, sozialer und geistiger Interaktion mit anderen, das Vorhandensein bewusster Präferenzen für das Weiterleben und das Vorliegen angenehmer

Erfahrungen …. Können wir also sicher sein, dass das Bewusstsein unwiderruflich verloren ist, so ist es ethisch unerheblich, ob noch gewisse hormonale Gehirnfunktionen vorliegen, denn ohne Bewusstsein kann ein Patient keinen Nutzen von ihnen haben. Auch Funktionen des Hirnstamms alleine sind ohne eine funktionsfähige Hirnrinde für den Patienten nutzlos" (194).

Michael Quante führt zur Heiligkeit und Würde des menschlichen Lebens aus: „Die fundamentale Kritik an der ethischen Zulässigkeit von Lebensqualitätsbewertungen beruht auf einem Verständnis von Menschenwürde, welches aus der religiösen Vorstellung der Heiligkeit des menschlichen Lebens abgeleitet wird… Zweitens lässt sich ein Begriff der Menschenwürde, mit dem die von der Fundamentalkritik in Anspruch genommenen starken ethischen Schutzansprüche einhergehen, nicht sinnvoll auf das beginnende menschliche Leben anwenden, da diesen Stadien des menschlichen Lebens die für Menschenwürde dieser Art notwendigen Eigenschaften und Fähigkeiten nicht zukommen" (Studienbrief, 35).

Aus der Fülle dieser Argumente folgt, dass der Schutz menschlichen Lebens weder argumentativ noch faktisch einen Absolutheitsanspruch besitzt, dass er in Konkurrenz mit ethischen Werten wie Autonomie und Würde steht. Bei unerträglichem Schmerzerleiden ohne die Möglichkeit wesentlicher Besserung, wenn das Weiterleben nur noch Leiden und Qual ohne Ausweg darstellt, ist der weitere Erhalt beim begonnenen Sterbevorgang weder allgemeinmenschliche noch rechtliche Pflicht, weder theologisches Gebot noch ärztliche Aufgabe. Darüber hinaus sind außerhalb des Sterbeprozesses in Extrem- und Ausnahmefällen Überlegungen über aktive Lebensbeendigung nicht völlig von der Hand zu weisen, Schwarz-Weiß-Denken ist zu korrigieren (Birnbacher 2005, 31-42). Konsequenzialistischer Ethik folgend ist die Unterscheidung zwischen Tun und Unterlassen als solche normativ irrelevant (Birnbacher 2015,

107 ff.). - In diesem Zusammenhang ist anzumerken, dass in verschiedenen europäischen Rechts- und Sozialstaaten ganz andere Gesetze als in Deutschland beschlossen wurden, so in der Schweiz, in den Niederlanden und in Belgien, ohne dass ihnen besondere Unmenschlichkeit zugeschrieben werden kann.

17. Menschenwürde als Leitwert

Begriffsbestimmung: Der Begriff *Würde* kann als hoher oder höchster oder unantastbarer Wert betrachtet werden (Josef Fellsches 2010, 3077). Etymologisch entstammen die Wörter „Wert“ und „Würde“ aus derselben Sprachwurzel, nämlich der von „werden“ und „wärts“, im Sinne von wohin, gegen etwas gewendet, zugewandt, in Weiterentwicklung zu „Wert“ und „Gegenwert“, md zu *werde* im Sinne von „Wert, Ansehen, Ehrenerweis“ - zu einem Wert nach Amt, Eigenschaften und Leistung. In Zusammenhang mit den Menschenrechten erfolgte eine Weiterentwicklung zu Menschenwürde. Menschen- und Grundrechte können mit Menschenwürde „als Einheit einer Schleife aufgefasst werden, Menschenwürde als gleiche Achtung aller Menschen ... als Bedingung der Menschenrechte“ (Fellsches 2010, 3079). Menschenwürde (lat. dignitas humana, engl. human dignity) ist nach Kant „über allen Preis erhaben, besitzt einen absoluten inneren Wert“ (Höffe 2008, 202).

Als zentrale Begründungsinstanz wurde Menschenwürde schon 1937 in die irische Verfassung aufgenommen. Seine besondere Bedeutung wurde nach dem 2. Weltkrieg hervorgehoben, international und national festgelegt.
Wichtige Bekundungen sind:
- Die Charta der Vereinten Nationen von 1945
- Die Allgemeine Erklärung der Menschenrechte der UNO 1948
- Das deutsches Grundgesetz von 1949.

Der Zugang zur Thematik der Menschenwürde kann empirisch-deskriptiv und normativ erfolgen. Würdevolles Verhalten und würdevolle Haltung eines Menschen sind zwar erkennbar, doch ist Würde in erster Linie eine Idee, ein grundlegender Wert von Verfassungen, dessen Schutz in Deutschland politisch und rechtlich verbürgt ist. Die Menschenwürde ist ein Grundwert, aus dem die zunehmend universal anerkannten Menschenrechte hervorgehen (Klaus Steigleder 2012, Georg Lohmann 2013), nämlich das Recht auf Leben, auf Selbstbestimmung, auf Meinungsäußerung, auf eine gewisse Privatheit und das Instrumentalisierungsverbot Kants. Der Begriff der Menschenwürde ist semantisch nicht eindeutig, nicht festgelegt, nur annäherungsweise zu erfassen und zu bestimmen (vgl. Felix Thiele 2013, Ralf Stoecker und Christian Neuhäuser 2013, Markus Rothaar 2013, Markus Düwell 2013, Natalia Petrillo 2013, Dieter Birnbacher 2013). Er hängt eng mit dem Eigenwert des Menschen, seiner Sonderstellung in der Schöpfung bzw. unter den Lebewesen zusammen.

Die historische Betrachtung ist aufschlussreich. Einige geschichtliche Etappen: Die Idee der Menschenwürde begann sich im Altertum zu entwickeln. Damals bestand in Europa die moralisch äußerst fragwürdige soziale Trennung von Freien und Sklaven. Bei den Freien bestand die Abstufung von Aristokraten, Händlern und Handwerkern sowie in Rom von Plebejern. Vorstellungen einer universellen Gleichberechtigung aller Menschen traten in Griechenland und später im Römischen Reich erst unter dem Einfluss der Stoa und später des Christentums auf. Die „Sklavenhaltergesellschaft“ der Antike erschien wie selbstverständlich.

Vorstellungen über die Gleichheit aller Menschen entwickelten sich also erstmals durch die Stoa um 300 v. Chr., begründet von Zenon aus Kition (vgl. Hirschberger 1991, 247 ff), in Athen einem Ausländer („wir sind alle Brüder"). Der Gedanke des Naturrechts trat zum positiven Recht. Der Naturrechtsbegriff und das damit zusammenhängende Humanitätsideal gingen aus der stoischen Ethik hervor: „Das Naturgesetz ist ein göttliches Gesetz und besitzt als solches die Macht zu regeln, was recht ist und unrecht" (Zenon, zit. n. Hirschberger, 263). Das durch Staaten und Regierungen gesetzte positive Recht ruht auf diesem Richtmaß des Naturrechts als das mit der Weltvernunft identische Weltgesetz. Der Vernunft wurde die Kontrolle über die Affekte zugeschrieben, wenngleich diese Forderung in realen Extremsituationen relativiert wird. So führte Hermann Schmitz (1985) aus, dass der leibliche Schmerz nicht oder nur durch umwegige Technik für die Vernunft erreichbar sei:

> „Die Stoiker, die die Affekte als Urteile ausgaben und deshalb glaubten, den leiblichen Schmerz durch das entschlossene Urteil, es sei kein Übel, neutralisieren zu können, mussten hinnehmen, dass einer von ihnen, Dionysios von Heraklea, im Bann von Nierenkoliken gezwungen war, das Dogma zu widerrufen" (Cicero: tusculanae disputationes II 60).

Explizit befasste sich Cicero (106 – 43 v. Chr.) mit Würde der Menschen, in komplexer Weise. Wichtige Komponenten sah er nach Stoecker u. Neuhäuser (2013)

- in Herkunft
- in körperlichen und geistigen Anlagen und
- im selbstgewählten Lebensplan.

Cicero machte den ersten Schritt von der Bestimmung der Würde als einer kontingenten Eigenschaft in der Konzeption eines allen Mitgliedern der menschlichen Gattung auszeichnenden Merkmals (Roughley 2004, 785). Römische *dignitas* ist mit Knechtschaft unvereinbar. Nur wenige besitzen sie, man kann sie durch unangemessenes Verhalten verlieren, aber auch wieder erwerben. Wie bei Aristoteles ist bei ihm die Freiheit Bedingung, ihr Besitz begründet Ungleichheiten.

In der hierarchischen Gesellschaftsordnung des Mittelalters mit der Dominanz der Kirche stellte Pico della Mirandola (1463 – 1494) 900 conclusiones zusammen über die Würde des Menschen, die er als Rechtfertigung für Meinungsfreiheit auffasste (August Buck in der Einleitung zu Pico della Mirandola).

In der Zeit der Aufklärung erbrachte Kant eminent wichtige und nachhaltige Beiträge zum Komplex der Menschenwürde, insbesondere das Instrumentalisierungsverbot: Der Mensch als vernunftfähiges Wesen mit dem Vermögen von Autonomie und Verantwortung, Handlungen selbstverantwortlich zu vollziehen, soll in seinem Eigenwert anerkannt werden:

„Handle so, dass du die Menschheit, sowohl in deiner Person, als in der Person eines jeden anderen, jederzeit zugleich als Zweck, niemals bloß als Mittel brauchest“ (GMS, 429).

Die Idee der Menschheit sei in jedem Menschen zu achten. Der Mensch hat Abwehr– und Anspruchsrechte. Kant hat die Menschenwürde nicht empirisch, sondern transzendental hergeleitet. Menschenwürde ist heute eine zentrale Begründungsinstanz in der Definition von Grundrechten. Die Erörterung der menschlichen Würde im Werk Kants veränderte das Selbstverständnis des Menschen. Der Mensch lebt nach seiner Lehre nicht nur im „Reich der Natur“, sondern auch im „Reich der Freiheit“. Es gibt eine physiologische und eine pragmatische Anthropologie:

„Die physiologische Menschenkenntnis geht auf die Erforschung dessen, was die Natur aus dem Menschen macht, die pragmatische auf das, was er als frei handelndes Wesen aus sich selber macht, oder machen kann und soll“ (Vorrede zur Anthropologie in praktischer Hinsicht).

Als höchste Kriterien des Menschseins bezeichnete er das Erkenntnisvermögen des Verstandes, des Vermögens zu denken, die Urteilskraft zur Verhütung von Irrtümern und die Vernunft als Denken in Prinzipien. Die Menschenwürde wird Kant folgend mit der Freiheit verbunden gesehen, sich selbst zu bestimmen und nicht bloß Erfüllungsgehilfe anderer Menschen oder willfähriger Traditionsträger zu sein.

Nach Kant beruht Würde auf sieben Komponenten:

1. Ein mit Würde ausgestattetes Wesen hat Rechte,
2. denen Pflichten korrespondieren.
3. Nach einer Formulierung des kategorischen Imperativs sind Menschen nie bloß als Mittel, immer zugleich als Zweck zu behandeln (GMS B 66-67).
4. Menschen haben einen absoluten Wert und keinen bloßen „Marktpreis“ (GMS B 77).
5. Würde gründet in der rationalen Handlungsfähigkeit, dem Vermögen, sich selbst Zwecke zu setzen,
6. Das Vermögen der rationalen Handlungsfähigkeit erhebt menschliche Wesen über die Stufe der tierischen, mit nur nach sinnlichen Impulsen gerichtetem Verhalten.
7. Wesen, die dieses Vermögen besitzen, heißen Personen (GMS B 78).

Würde hat auch einen empirischen, psychologisch-behaviouralen und soziologischen Bezug. Emile Durkheim (1858 - 1917) stellte in Bezug auf die Entwicklung moderner Gesellschaften in Europa, in Zusammenhang mit gesellschaftlicher Arbeitsteilung, der Existenz verbindlicher moralischer Regeln die erste soziale Würdetheorie auf (Gesa Lindemann 2013, 420). Niklas Luhmann (1922 - 1998) verwies auf die verschiedenen Funktionssysteme in der Gesellschaft, nämlich Wirtschaft, Wissenschaft, Medizin und Rechtswesen mit eigener Logik. Durch Freiheit und Würde ist die Unabhängigkeit des einzelnen Menschen von gesellschaftlichen Teilordnungen gegeben. Allerdings ist nach Luhmann wie bei Durkheim Würdeverlust im Prinzip möglich, im Gegensatz zur Kant'schen Auffassung der Würde als unantastbarem, mit dem Menschsein verbundenen Grundwert.

Die Abgrenzung des bloßen Daseins, also der ontologischen von der phänomenologischen Stufe des bewussten Daseins, vom reflexiven und relationalen Dasein ist durch die Entwicklung der modernen Medizin aktualisiert worden[3]. Die unveräußerliche ontologische Würde ergibt sich aus dem Sein und Wesen des Menschen, eine phänomenologische Würde aus dem Bewusstsein seiner selbst, das allerdings nicht nur aktualisiert werden, sondern auch erlöschen kann. Die Wirklichkeit des animal rationale (Aristoteles, Albertus Magnus, Thomas von Aquin) besitzt einen höheren Rang als die Potentialität des animal rationabile (im Ausdruck Kants). Die reflexive Würde kann differenziert werden von einer weiteren Stufe, der relationalen Würde aus der werthaften Aktualisierung und gegenseitigen Anerkennung von Subjekten.

Die mit den letztgenannten Seinsstufen verbundene Würde wird nicht bei allen Menschen erreicht, so bei Störungen der embryonalen oder fötalen Entwicklung, bei schwerem Geburtstrauma oder Unfällen bzw. Erkrankungen im Kindesalter. Im späteren Leben kann es zu einem Verlust der höheren Befähigungen durch Hirnerkrankung oder -schädigung oder fortgeschrittene Alterung mit Demenzentwicklung kommen. Bei dieser werthaften Differenzierung bleibt zwar Würde im Fundament erhalten, doch enthält sie den Wert der Autonomie nur fakultativ und kann ganz in Fremdbestimmung übergehen. Bei vorab gegebener Verfügung „für den Fall dass …" bleibt die Gültigkeit der Autonomie bzw. des in klarem Bewusstsein, Einsicht und Handlungsfähigkeit getroffenen Beschlusses erhalten.

---

[3] Norbert W. Paul: Seminar Patientenautonomie im medizinischen Alltag , Mainz 23.05.2014

William Winslade (2013) vertritt sogar die Auffassung zum Komplex „Menschenwürde, Bewusstsein und menschliche Existenz“, dass eigene Initiative und Verantwortung die Würde eines Menschen mitbestimmen: „Menschen, die ihr Leistungsvermögen in positiven menschlichen Fähigkeiten (wie z.B. Vernunft, Liebe, moralisch verantwortliches Handeln und freier Wille) verwirklichen, haben eine höhere Würde als Menschen, die negative menschliche Fähigkeiten (wie z.B. Irrationalität, Gleichgültigkeit, Ausbeutung oder Misshandlung anderer Menschen) aufweisen. Menschen, die absichtlich böse sind, untergraben und verringern ihre Menschenwürde ....“ (688).

Die heute in unserem Recht gebräuchliche Unverlierbarkeit der Würde im Begriffe Kants steht in Spannung zu Rationalität und zu empirischen Gegebenheiten; der Begriff ist nicht eindeutig (S. 74 ff.). Menschenwürde geben sich m. E. auch Personen selbst durch Reflexion und Absetzen von irrationalen Sitten und unmenschlichen Verhaltensweisen wie beispielsweise die schmerzhafte Beschneidung bzw. Genitalverstümmelung von Mädchen.

Einschränkungen der menschlichen Würde liegen in der Unfähigkeit zu Einsicht, Überlegung und Handlung. Dies ist zweifelsfrei der Fall bei empfindungsunfähigen Embryonen oder bei nicht leidensfähigen Föten. Erst im zweiten Trimenon entsteht bei ihnen die funktionelle Bereitschaft zur Schmerzwahrnehmung. Die Voraussetzung für das Bewusstsein ihrer selbst als eigenständige Person ist dabei nicht gegeben. Primär kognitiv schlecht ausgestattete Imbezille oder so gewordene, wie Demente im fortgeschrittenen Stadium, die nicht zu Verstehen, Beurteilung oder angemessener Handlung fähig sind, sind auf das Fürsorgeprinzip, die Fremdbestimmung angewiesen. Der Sonderfall einer vorab gegebenen Beschlussfassung eines bewusstlosen oder dement gewordenen Menschen ist in der Betreuung zu beachten.

In einer kritischen bis skeptischen Darstellung verweist Birnbacher (2013, 159 ff.) auf die umstrittene *Verwendung* des Begriffs Würde in Ethik, Recht und Politik, auf Unklarheiten und Missverständnisse durch seine innere Beschaffenheit. Nach Kants *Grundlegung zur Metaphysik der Sitten* hat Schopenhauer in seiner Preisschrift *Grundlage der Moral* gegen den Begriff polemisiert als einen „bedeutend klingenden und daher für alle die, welche gern eine Formel haben mögen, die sie alles fernern Denkens überhebt, ... vage ... ungenügend, wenigsagend und dazu noch problematisch". Explizit legt Birnbacher dar, dass Würde etwas „bedeutend Klingendes" (Schopenhauer) habe, „mit Pathos und Emphase" einhergehe und in inflationärer Verwendung eine argumentative „Allzweckwaffe" sei. Durch seine deskriptive Unbestimmtheit gehe der semantische Gehalt in vielen Verwendungen verloren, er lade „förmlich dazu ein, eigene moralische Wertungen in ihn hineinzuinterpretieren und diese dadurch scheinbar mit einer höheren Legitimität zu versehen. Menschenwürde wird zum bloßen „Durchlauferhitzer" für beliebige moralische Wertungen.

Neben der inhaltlichen Unbestimmtheit provoziere der Begriff auch beliebige Ausdeutungen (166), erfülle in Ethik und Recht *Stellvertreterfunktion, Lückenfüllerfunktion* und diene als *Einfallstor* für Rechtsmoralismus. Entsprechend ergebe sich ein Begründungsdilemma, wenn Menschenwürde als fundierendes Prinzip für die Menschenrechte in Anspruch genommen wird. In seiner modernen Form verpflichte es auf keine metaphysische Anthropologie, zu keinen religiösen Bekenntnissen und weltanschaulichen Orientierungen, sei ein *umbrella concept* für Menschenrechte. Als Hintergrund sei zu sehen, dass im Deutschen Idealismus „der Mensch als Gattung gottgleich über der Natur steht" (170), während im 19. Jahrhundert die Evolutionstheorien den Menschen als Teil der Natur mit allerdings besonderen, spezifischen Fähigkeiten aufgefasst haben. Über die Vernunft hinaus verweisen seine Eigenschaften der Personalität, der Denkfähigkeit mit Zukunftsbewusstsein auf die Selbstbestimmungsfähigkeit und Moralität bis hin zur kritischen Selbstbewertung, sodass unser gegenwärtiges Menschenbild deutlich von dem Kants abweicht.

Nach dem zweiten Weltkrieg gewann die Menschenwürde aber Anerkennung als ethischer Wert und Ausgang für internationales Recht in Interdependenz zu den Menschenrechten als oberste Instanz, als zentraler Begriff des Völkerrechts. So führt der Strafrechtler Eric Hilgendorf (2013, 1047) aus: „Mehr und mehr entwickelt sich die Menschenwürde zum Basis- und Leitwert moderner Gesellschaften, sei es explizit wie in der Bundesrepublik Deutschland (Art. 1 GG) und neuerdings ganz Europa oder eher implizit wie in vielen angelsächsischen Ländern." Diese Entwicklung begrüßend verweist er einerseits auf die großen Unrechtserfahrungen der Vergangenheit mit Verletzungen der Menschenwürde und andererseits auf die Zukunftsbezogenheit dieses Prinzips, neue technische Möglichkeiten in der Medizin zu analysieren und zu bewerten. Der Begriff der Menschenwürde sei allerdings vage, wie auch die Bezeichnung des *sinnvollen Lebens* (137), etwa in Fällen schwer missgebildeter oder kranker Neugeborener bei der Frage des Sterbenlassens (137). „In dubio pro dignitate" argumentiert Friedhelm Hufen (2005) bei Konfliktfällen am Lebensende.

Abschließend erhebt sich die Frage, ob die menschliche Würde absolut ist in Anknüpfung an Kant. Er formulierte wie ein moralisches Gesetz: „Der Mensch ist zwar unheilig genug, aber die Menschheit in seiner Person muss ihm heilig sein. In der ganzen Schöpfung kann alles, was man will, und worüber man etwas vermag, auch bloß als Mittel gebraucht werden; nur der Mensch, und mit ihm jedes vernünftige Geschöpf, ist Zweck an sich selbst" (KpV 1. Buch, 156) oder: „Der Mensch ist aber keine Sache, mithin nicht etwas, was *bloß* als Mittel gebraucht werden kann, sondern muss bei allen seinen Handlungen jederzeit als Zweck an sich behandelt werden" (GMS, 429). - Die „Achtung der Menschheit" (Kant), des Menschseins setzt Menschen voraus. Da heute das Zerstörungspotential zur Auslöschung der Menschheit besteht, ist ihr Erhalt primäre Aufgabe und Verpflichtung. Im Falle ihrer Vernichtung würde die einfache Aussage gelten: Ohne Menschen keine Menschenwürde.

18. Autonomie und Schmerz

Begriffsbestimmung: Der Begriff *Autonomie* (griech.: autonomia, Selbstgesetzgebung, Unabhängigkeit) wird von manchen Autoren mit Selbstbestimmung synonym gesetzt, so von Volker Gerhardt (2010). Selbstbestimmung bezeichnet er als „die Fähigkeit des Menschen, nach eigener Einsicht zu handeln. So, wie man Begriffe *bestimmt*, indem man ihnen durch Abgrenzung von oder Zuordnung zu anderen Begriffen einen Inhalt zuweist, so *bestimmt* der Mensch sich selbst, indem er sich bewusst von seinesgleichen abgrenzt oder sich mit ihnen einig erklärt. Dabei optiert er nicht nur rein theoretisch für *Ziele* oder *Zwecke*, er wendet sie vielmehr auf sich selber an, indem er nach ihnen handelt. Auf die Weise *definiert* er sich selbst und zwar in praktischer Hinsicht; *er bestimmt sich selbst,* indem er sich durch seine eigene Entscheidung auf eine Zielsetzung festlegt."

Oswald Schwemmer (2004) führt aus, dass sich *Autonomie* in der griechischen Antike zunächst als politischer Terminus entwickelt hat, „mit dem die gegen eine Tyrannei geforderte innere und gegen eine Fremdherrschaft geforderte äußere Freiheit programmatisch bezeichnet werden konnte". Mit Autonomie wird auch die von kleinen Staaten gegenüber größeren Mächten und gegenüber übergeordneten Gesetzen der Freiraum für die eigene Gesetzgebung gefordert. Dabei habe die Verwendung schon damals geschwankt gegenüber den bestehenden Gesetzen und Machtverhältnissen mit kritischen Berufungen auf das *eigene Gesetz* – sowohl des Individuums gegenüber der Gruppenmoral als auch der gesellschaftlichen Tradition. Sophokles charakterisierte Antigone als „einzige, die autonom lebt“ (Schwemmer, 233). In der Neuzeit errang Autonomie wieder Bedeutung in Zusammenhang mit Glaubenskämpfen des 16. und 17. Jahrhunderts, „wo sie (anfänglich) die abgelehnte und (gegen Mitte des 17. Jahrhunderts) die geforderte oder errungene Glaubensfreiheit benennt“ (Schwemmer 2004).

Otfried Höffe (2008) verweist bei dem Begriff *Autonomie* auf *Freiheit* gemeint als *Selbstbestimmung.* Dieser „philosophische und sittlich-politische Schlüsselbegriff vor allem der Neuzeit bedeutet negativ Unabhängigkeit von *Fremdbestimmung* (naturaler, sozialer oder politischer Art) und positiv, dass man selbst seinem Tun den bestimmten Inhalt gibt“ (82). In diesem Zusammenhang ist zu reflektieren, was ein handlungsfähiger Mensch überhaupt in Wesen und Befähigung ist. Das Individuum sieht sich der Gruppe und gesellschaftlichen Traditionen gegenüber gestellt und kann sich auf das eigene Gesetz berufen.

Ihre philosophische Bedeutung gewann Autonomie durch Kant in mehreren Werken. In der Kritik der reinen Vernunft (KrV) reflektierte er die doppelte Verwendungsmöglichkeit mit der Bestimmung des Begriffs als *Kritik durch die Vernunft*, die Kritik von einem jeden selbst an Autorität und bloßer Tradition und zum anderen als *Kritik an der Vernunft,* an ihrer Eignung (Schwemmer 2004). Dem negativen Freiheitsbegriff als frei von Fremdbestimmung setzte Kant die Freiheit zur Selbstbestimmung entgegen, so in seiner „Grundlegung zur Metaphysik der Sitten“ (GMS) und in der „Kritik der praktischen Vernunft“ (KpV). Vernunft als Denken in Prinzipien, als das höchste Erkenntnisvermögen über Verstand und Sinneserkenntnis und speziell praktische Vernunft (als Komponente der *einen* Vernunft) befähigt, das Handeln unabhängig von sinnlichen Bedürfnissen und empirischen Erkenntnissen zu wählen.

Den Grundlegungen Kants geht die Bedeutungsverwendung von *Autonomie* in einer programmatischen Kardinalforderung von Rousseau (1755) mit dem Begriff der *liberté* voraus (zit. n. Felix Thiele, 2011, 78 ff.): „...Kinder werden als Menschen und frei geboren, ihre Freiheit ist Eigentum, niemand als sie selber hat das Recht, darüber zu verfügen" (Contrat Social, 356). Freiheit bedeutet bei Rousseau auch Selbstgesetzlichkeit: „... der Antrieb des bloßen Begehrens ist Sklaverei, nur der Gehorsam vor dem Gesetz, das man sich selber gegeben hat, ist Freiheit" (Contrat Social, 365). - Autonomie im Sinne der eigenen moralischen Gesetzgebung ist höherwertig als nur Selbstbestimmung ohne moralischen Bezug mit ihrem Übergang zu Willkür.

In der Medizin wird *Autonomie* „in einer Vielzahl von Verwendungsweisen gebraucht – als „Fähigkeit, Zustand, Ideal, Recht, Würde, Integrität oder Individualität ... es gibt, kurz gesagt, keine allgemein anerkannte Bedeutung des Begriffs Autonomie, sodass ein Auswahl-Problem erzeugt wird" (Felix Thiele 2011, 77). Welcher Ansatz der Bedeutung gewählt wird, ist also zeit- und kulturabhängig. Die in der Werteskala weit oben stehende Autonomie kann aber mit ärztlichen Pflichten wie Fürsorge und Leidensverhütung in Konkurrenz oder in Konflikt stehen. Da Autonomie Einsicht und Kenntnisse voraussetzt, die Befähigung zur Reflexion, sollte sie von Verstand und Vernunft geführt sein.

Mit der Selbstbestimmung ist auch Eigenverantwortung verbunden. Wenn Fehlverhalten zum Nachteil Dritter oder der Gesellschaft führt, erfährt die Autonomie Einschränkungen durch deren Autonomie, Rechte und Bedürfnisse. Grenzen der Autonomie können im fundamentalen Wert der Menschenwürde begründet sein. Begrenzt wird die Autonomie Einzelner oder von

Gruppen durch Natur- oder Menschenrechte. Bei aller Unbestimmtheit und positionellen Abhängigkeit gibt es aber doch einen Kernbereich, über den sich Vernünftige einigen können.

Autonomie setzt als conditio sine qua non *Bewusstsein* voraus, aber nicht nur das einfache Gewahrwerden der Umgebung, sondern darüber hinaus die Einsicht in die Grundkomponenten menschlicher Realität, in die Verankerung in Natur, in die Personalität des Menschen und in die Sozialität. Das *Verstehen* beruhend auf einem gewissen *Wissensfundus* und *Einblick* in historische Beziehungen, muss ebenfalls in ausgereifter Form vorliegen. Das *Urteilsvermögen*, die Befähigung, Ereignisse, Gegebenheiten und Erlebnissen in größere Zusammenhänge zu stellen, ist eine weitere Bedingung. Zusätzlich ist ein gewisses Maß an *Handlungsfähigkeit* in motorischer Hinsicht und in Sprechakten bzw. in paraverbalen oder nicht-sprachlichen Mitteilungsformen erforderlich, sodass die normative Forderung der menschlichen Autonomie, ausgehend von einem Vernunftwesen mit sprachlicher Befähigung nur Bedeutung in der Wirklichkeit hat, wenn viele Voraussetzungen vorliegen.

Eine Reihe somatischer Krankheiten, psychischer und sozialer Störungen geht mit Einschränkungen kognitiver Funktionen mit Bezug zu Bewusstsein, zu individuellem und sozialem Handeln, in Verbindung mit Kommunikation und motorisch-performativen Fähigkeiten zur Lebensführung einher. Deshalb erfordert vernunftgemäßes Handeln zusammenfassend

- eine hinreichende *Einsichtsfähigkeit* in Situation und Problematik, beruhend auf kognitiven Fähigkeiten und auf einem genügenden Wissensfundus, mit Verstehen und Nachvollziehen realer Abläufe und der Antizipation zu erwartender oder möglicher Folgen, weiterhin
- *Urteilsfähigkeit*, d. h. die Befähigung zur Einordnung vorliegender Sachverhalte und Fragen in den Zusammenhang.

- *Entschlussfähigkeit*, welche bei schweren Ambivalenzstörungen etwa bei Psychosen oder Zwangskrankheiten aufgehoben sein kann sowie
- *Handlungsfähigkeit*, in motorischer Hinsicht und in Sprechakten bzw. in paraverbalen oder nicht-sprachlichen Mitteilungsformen. Sie kann sowohl bei schweren körperlichen Erkrankungen wie hohe Querschnittschädigung oder Locked in-Syndrom mit Einschränkung motorischer Funktionen auf Lidschluss- und Augenbewegungen hochgradig vermindert sein. Ein gewisser Umfang an
- *Kommunikationsfähigkeit* ist eine Voraussetzung. Das Leben in sozialen Strukturen, in Familie, Gesellschaft und Staat wird dadurch erst ermöglicht.

Einschränkungen der Autonomie sind in zahlreichen, vielfältigen Gegebenheiten von Natur, menschlicher Gesellschaft und Kultur begründet. Sie ergeben sich aus der *Unreife* eines Kindes, aus Mangel an Bildung, durch Vernachlässigung oder *Minderbegabung* infolge Anlage-bedingter Anomalie, bei *Schädigungen* durch Krankheit oder somatische, massive psychische oder soziale Traumatisierung mit Verlust der Bewusstseinsklarheit. Funktionsstörungen durch psychotrope Substanzen oder Intoxikationen, durch Nieren- oder Leberversagen oder Mangelzustände von Glukose oder Sauerstoff kommen hinzu.

Geistige Behinderungen und psychische Erkrankungen weisen in ihrer ethischen Dimension zwei wesentliche Gemeinsamkeiten auf (Fangerau 2012, 284 ff.): Sie sind mehr wert – und kulturgebunden als somatische Krankheiten. Entscheidungsfähigkeit und autonomes Handeln stellen Grundprobleme dar. Dies gilt insbesondere auch für die von Schmerz Betroffenen. Handlungsunfähigkeit kann auch durch eine hochgradige *Ambivalenz* im Rahmen psychotischer oder neurotischer Krankheiten gegeben sein. Bei der prinzipiellen Befähigung zu einer Entscheidung können Zwangsmechanismen die Umsetzungen in Handlungen einschränken bis aufheben. Wenn derartige Beeinträchtigungen vorliegen, sind auch Zurechnungsfähigkeit, die Freiheit, den Willen zu bestimmen, Verantwortung und Geschäftsfähigkeit vermindert bis aufgehoben.

Wenn Schmerz nicht nur vorübergehende Empfindung oder nachgeordnetes Krankheitssymptom ist, sondern eine pathogene Kraft etwa im Rahmen einer Schmerzkrankheit, kann er die Erlebnisfähigkeit derart einschränken, das Bewusstsein einnehmen, Aufmerksamkeit und anhaltende Konzentration so binden, dass die Autonomie aufgehoben ist. Er kann über die Störung erholsamen Schlafs zur Erschöpfung führen. In Familienleben, Haushaltsführung und im Beruf kann starker akuter oder anhaltender Schmerz nicht nur Einschränkungen bewirken, sondern die Fähigkeiten nahezu völlig aufheben (Abb. 1, 13).

Der philosophisch-normative Begriff der *Autonomie* hat so in jüngerer Zeit in der Medizin bei der programmatisch geforderten und rechtlich gebotenen Umsetzung zu erheblichen ethischen Konflikten, Kontroversen und Argumentationsproblemen geführt. Kant ging in seiner Autonomieforderung vom Menschen als einem vernunftfähigen Wesen aus. Er stellte Autonomie als Sollensforderung auf, wenngleich er mit der Bedürftigkeit und Unvollkommenheit der Menschen, wie sie eben sind, vertraut war und diese keinesfalls in Abrede stellte: „Aus so krummem Holze, als woraus der Mensch gemacht ist, kann nichts ganz Gerades gezimmert werden. Nur die Annäherung zu dieser Idee ist uns von der Natur auferlegt" (Idee zu einer allgemeinen Geschichte IV, 149). An die Naturgebundenheit des Menschen schließt sich bei ihm die Forderung an, was er „im Reich der Freiheit" sittlich machen soll.

Geradezu trivial ist die Aussage, dass am Lebensanfang keinerlei Autonomie vorliegt. Vor der Geburt sind menschliche Wesen von der Mutter in Ernährung und Sauerstoffzufuhr, in der Versorgung mit den zum Aufbau und Funktionieren des Organismus erforderlichen Stoffen völlig abhängig. Der Mutter kommt dabei eine besondere Verantwortung zu, ihre Embryos bzw. Föten vor Schädigungen durch Alkohol mit eventuell irreversibler Alkoholembryopathie zu schützen, vor Drogen und den vielfältigen damit assoziierten Krankheiten und Schädigungen, vor der Einwirkung von Medikamenten mit Mutationspotenzial, vor Fehl- und Überernährung, vor Mangel an Vitaminen und Spurenstoffen, auch vor schädigender Überernährung mit dem erhöhten Risiko etwa von Diabetes mellitus.

Die Lösung von völliger Abhängigkeit von der biologischen Mutter tritt mit der *Entbindung* ein. Doch sind Menschen nach der Geburt weiterhin in Ernährung, Körperpflege, Erziehung und Alltagsleben hilfsbedürftig. Sie können sich allerdings paraverbal, mit Schreien und Weinen und mit nicht-sprachlichen Bekundungen in Mimik und Gestik bemerkbar machen. Den Zoologen Adolf Portmann (1897 -1982) hat dies zum vielzitierten Diktum veranlasst, dass der Mensch neun Monate zu früh auf die Welt komme. Denn tatsächlich beginnt er erst dann, sich im Raum zu bewegen, während das bei vielen Tieren sofort nach der Geburt der Fall ist. Auch dann beginnen Kinder erst, nichtsprachliche Ausdrucksweisen, paraverbale Äußerungen wie Wimmern und Schreien, Laute des Wohlbefindens mit verbaler Kommunikation zu ergänzen und fortzuentwickeln.

Die für langfristige Planung und Vernunft wesentlichen Hirnstrukturen im sogenannten Präfrontalhirn entwickeln sich (bei einem Teil der Menschen) erst in den 20er Jahren. Die unlogisch klingende Bezeichnung Prä-Frontalhirn (also das Gehirn vor dem Vorderhirn), das neben Temporal-, Parietal- und Occipitalhirn nur beim Menschen in Absetzung von Tieren vorkommt, repräsentiert das biologische Korrelat höherer Selbstbestimmung. Zwar tritt rudimentäre Reflexion auch bei Primaten auf, die sich ab einem bestimmten Reifungsstadium im Spiegel erkennen. Menschlich spezifisch sind hingegen Qualität und Ausmaß von Vernunft und Reflexion, von planerischem und selbstgestaltendem Denken, Überlegen, Urteilen, Handeln und Kreativität.

Nicht nur die Grenzsituationen an Lebensbeginn und Lebensende gehen mit dem Nicht-Vorhandensein bzw. mit Einschränkungen von Autonomie einher. Bei einer Vielzahl neurologischer Erkrankungen und Schädigungen ist diese Befähigung beeinträchtigt, so bei schweren Formen von Multipler Sklerose, bei anoxischen Hirnschädigungen, bei atrophischen Hirnprozessen, anhaltenden Entzündungen, Autoimmunkrankheiten, Tumorprozessen und bei mechanischer Traumatisierung des Zentralnervensystems. Im Verlauf fortschreitender Krankheitsprozesse können Einschränkungen dazu kommen, so bei M. Parkinson im Spätstadium, Bettlägerigkeit und Demenz. Die Medizin, speziell die Schmerztherapie hat es mit geplagten, beeinträchtigten und hilfsbedürftigen Menschen zu tun, deren Autonomie oft durch eine große Zahl unumstößlicher Gegebenheiten eingeschränkt ist.

Menschen mit erworbener Minderung kognitiver Funktionen durch Unfälle, Vergiftungen, Alkoholkrankheit und Drogenabusus mit Schädigungen, speziell des zentralen und peripheren Nervensystems stellen ein wichtiges Segment in der Gesellschaft dar. Bei Abhängigkeiten bzw. Süchten können freie Entscheidung und Handlung trotz Einsicht und Kommunikationsfähigkeit aufgehoben sein, so durch Angst vor Entzugsschmerzen bzw. durch deren Eintreten. Allgemeinwissen ist, dass mit zunehmender Alterung der Gesellschaft die Zahl der Dementen größer wird. Bei schweren Hirnschädigungen, bei intracranieller Blutung oder Hirninfarkt kann die Autonomie durch Verlust oder Defizite von Einsicht, Urteils- und Kommunikationsfähigkeit gemindert sein oder auch bei schwerer Tetraspastik mit der Unfähigkeit zur Wortbildung. Die Handlungsunfähigkeit kann in motorischer Hinsicht aufgehoben sein, so bei fortgeschrittener Spastizität, bei Amyotropher Lateralsklerose oder Chorea Huntington.

Bei der Mehrzahl behandlungsbedürftiger Menschen wird in der medizinischen Praxis die Befähigung der Selbstbestimmung zunächst angenommen. Lediglich, wenn sich Zweifel erheben, durch auffallende Mängel in Kognition, Intelligenz, Entscheidungs- und Urteilsfähigkeit oder durch Vorbefunde bzw. Fremdinformation (etwa bei Verdacht auf Demenz), erfolgt eine medizinische Prüfung und unter Umständen eine rechtliche Bestimmung. Der Normalfall geht aber von der Befähigung zu eigener Urteilsbildung und Entscheidung aus.

Mit der technischen Befähigung des Lebenserhalts ursprünglich lebensunfähig Behinderter auf der einen Seite und des Lebenserhalts Hochbetagter auf der anderen Seite erhöht sich die Zahl der Menschen mit Autonomiedefiziten. Der Respekt vor der Selbstbestimmung wird dadurch nicht aufgehoben, doch ist seine faktische Bedeutung verringert. Hingegen gewinnt das Fürsorgeprinzip an realer Bedeutung. Wenn Familienangehörige als rechtliche Betreuer oder Amtspersonen als Bevollmächtigte für häusliche, soziale, öffentliche Aufgabenerfüllung den mutmaßlichen Willen der Betroffenen umsetzen sollen, so sind vielfältige Konfliktmöglichkeiten gegeben. Beispiele sind die zahlreichen Streitfälle von Familienangehörigen, Pflegekräften, Ärzten und Juristen über das Vorgehen bei Menschen im *Wachkoma* oder minimal bewussten Zuständen (*minimal conscious state*).

Nach Niklas Luhmann (1984) sind psychische und soziale Systeme grundverschieden, doch in Co-Evolution entstanden. Beide können ohne biologische Basis nicht existieren, haben jedoch Eigengesetzlichkeiten. Während psychische Systeme über das Bewusstsein tätig sind, arbeiten soziale Systeme über Kommunikation - nach Luhmann über die Dreiheit von *Information* (Nachricht, Signal, Verringerung von Komplexität), *Mitteilung* (über eine ausgewählte, z.B. verbale oder nichtsprachliche Verhaltensweise) und dem *Verstehen* in mehr oder weniger Klarheit und Vollständigkeit. Übermittelte Informationen werden über Bedeutungszuerteilung, Bewertung, Relevanz oder Irrelevanz angenommen oder abgelehnt, aufgeschoben oder modifiziert. Auf den drei Ebenen des biologischen Lebens, des Bewusstseins und der Sozialität finden wir also jeweils komplexe Verhältnisse mit schmalen Anknüpfungsbereichen. Schmerzerleben, Auswirkungen auf das Individuum und Schmerzverhalten werden multifaktoriell bestimmt, durch

- somatischen Input, vorwiegend von Nozizeption
- emotionale Verfassung und Einstellungen
- das psychologische und soziale Copingrepertoire
- Umgebungskontingenzen, Angehörige („significant others“)
- Gesellschaft, kulturelle Regeln mit Erwartungen (modifiziert nach Turk und Okifuji 2002).

In biologischer Hinsicht dient Schmerz nicht nur als Warnsignal für das Individuum. Über Ausdrucksverhalten in Mimik und Gestik, paraverbale Äußerungen (wie Schreien) zieht er die Aufmerksamkeit Anderer auf sich. Dabei lassen sich bei Lebewesen, speziell bei höheren zwei Gruppen nach der Geburt differenzieren – solche, die in der Lage sind, ohne Eltern oder Fremdbetreuung zu überleben und solche, die unreif und abhängig geboren werden und Hilfe benötigen, wie das beim Menschen zweifelsfrei der Fall ist. Dadurch sind sie auf *Sorge* angewiesen, die evolutionsbiologisch älter als die Menschheit ist. Martin Heidegger (1889 – 1976) bezeichnet Sorge als einen ontologischen Begriff. Sie bestand nach dem Zeugnis der Cura-Fabel von Hyginus schon vor der Erschaffung des „Menschen als des Kompositums aus Leib (Erde) und Geist" (198 ff.). Heidegger verwies auf die Bedeutungsgeschichte des Begriffs, wonach nicht nur „ängstliche Bemühung", sondern auch „Sorgfalt" und „Hingabe" im Doppelsinn enthalten seien. *Fürsorge* und *Vorsorge* sind medizinische und soziale Grundbegriffe von existentieller Wichtigkeit, denen Menschen verpflichtet sind, aus denen sie nicht entlassen werden können. Gleichzeitig ist mit der Hilflosigkeit des Menschen die Gefahr von Missbrauch und Schädigung über viele Jahre hinweg verbunden.

In der phylogenetischen Selektion der Natur wurden Schmerzsignale wie Schreien und charakteristischer Gesichtsausdruck als Schutzmechanismus entwickelt und erblich weitergegeben. Schon Charles Darwin (1809 – 1882) hat festgestellt, dass der mimische Ausdruck für verschiedene Affekte bei höheren Lebewesen und bei Menschen in verschiedenen Kulturen bemerkenswert konstant ist (Darwin 1872), im Unterschied zur kulturell angelernten Gestik. Dazu kommen allerdings noch enorme kulturelle Einflüsse der vom Menschen geschaffenen Welt 3 nach Karl C. Popper (1902 - 1994), d.h. der auf soziale Interaktion zurückgehenden Sitten, Glauben, Rechte und Gesetze. Über kommunikativen Ausdruck, durch Grimassieren, Schutzverhalten oder paraverbale Äußerung wie Stöhnen kann Erleben erkannt und differenziert werden (Kunz et al. 2008).

Schmerz hat auch hier verschiedene Funktionen. Während die Empfindungs- bzw. emotionale Seite vorwiegend innere Funktionen schützend oder schädlich beeinflusst, richtet sich Schmerzverhalten nach außen und kann dadurch Hilfe oder aber auch Ablehnung herbeiführen. Zur evolutionären Seite in diesem

Komplex kommen Lernprozesse ins Spiel, über klassisches Konditionieren, instrumentelles Lernen und Lernen am Modell, d.h. durch Imitation des Verhaltens Nahestehender (vgl. 35 ff., 40 ff.).

Aus der kommunikativen Bedeutung von Schmerzäußerungen ergeben sich auch Bestandteile des Copingrepertoires – mit schützenden wie auch schädlichen Folgen (Jensen et al. 1991, Romano et al. 1995). Durch die Weitergabe von vorhandenem Wissen – etwa dass Bewegung Gesundheit erhält und fördert, können Kinder und sogar Erwachsene vor Schaden und Leiden bewahrt werden und persönliche Erfahrung ersparen. Eine überfürsorgliche Zuwendung auf Weinen, Klagen, auf schmerzverzerrtes Gesicht oder inhaltliche Angaben kann aber den negativen Copingmechanismus des *Katastrophisierens* fördern.

Kommunikation ist in der Kindheit unerlässlich für biologische Reifung und psychische Entwicklung. Im späteren Leben kann sie protektive Auswirkungen haben, so durch das Nicht-Alleinsein Betroffener, durch Ablenkung und Anteilnahme. In Einzelfällen können aber Schmerzäußerungen wie lautes Schreien von Babys Schütteltraumen mit bleibender Hirnschädigung oder Tod herbeiführen, also kriminell zu ahndendes Verhalten in Gang setzen. Ein anderes Beispiel ist die Abwendung der sozialen Umgebung in Verärgerung auf anhaltendes Jammern und Klagen bestimmter Menschen, speziell solcher mit hypochondrischen Zügen. Soziale Interaktionen sind entsprechend gerade bei Schmerzpatienten nicht eingleisig und schon gar nicht linear zu betrachten. Sie sind in ihren Gegenläufigkeiten nur mit der Komplexitätstheorie angemessen zu erfassen.

Klinische Beobachtungen und Experimente haben aufgezeigt, dass auch die physikalische Umgebung Schmerzerleben und

-verhalten aktuell und sogar anhaltend beeinflussen kann. Physikalisch kann eine Umgebung mit optischen und akustischen Einflüssen zu Ablenkung führen. Wenn traditionell weiße, schmucklose, sparsam möblierte oder gar fensterlose Räume (wie auf Wach- oder Intensivstationen) oder gar überlaute, optisch unruhige Räume angenehmer gestaltet werden, hat das günstige Auswirkungen auf Befindlichkeit und Leiden (Malenbaum, Keefe 2008). So hat ein Experiment gezeigt, dass in hellen Räumen mit mehr natürlichem Licht (46%) weniger opioidäquivalente Analgetika gebraucht wurden als in düsteren Räumen (mit 22% Licht) (Walch et al. 2005). Medizinethisch rufen diese Erkenntnisse zu Fürsorge und Schutz durch die verantwortlichen Akteure im Gesundheitswesen auf.

20. Arzt-Patient-Beziehungen in der Schmerzmedizin

In der Arzt-Patienten-Beziehung ist bei Schmerzpatienten prinzipiell zwischen der Behandlung akuter Schmerzzustände, intermittierender Formen wie Migräne oder Cluster-Kopfschmerz und chronischer Schmerzen, d.h. mit einer Dauer von drei Monaten bis zu Jahrzehnten zu unterscheiden. Während z. B. bei einer schmerzhaften Prellung im Sport unverzüglich Kälte angewandt, im Notfall etwa bei Herzinfarkt Morphin ohne Diskussion in paternalistischer Tradition injiziert wird, liegen bei Schmerzzuständen mit langer Vorgeschichte und dem voraussichtlichen Andauern in die Zukunft schon in instrumenteller Hinsicht ganz andere Verhältnisse vor: Bei chronischen Schmerzkrankheiten, speziell bei solchen mit unheilbaren Verläufen, funktioniert die partnerschaftliche Zusammenarbeit unter Einbeziehung von Angehörigen und Pflegekräften erfolgreicher. Wenn Motivation und Präferenzen des Patienten mit dem Wissen und der Fachkompetenz des Arztes zusammenwirken, sind bessere Ergebnisse zu erreichen als bei eigenmächtigem Vorgehen unkundiger Betroffener oder bei alleiniger paternalistischer Anordnung durch den Arzt. Die Ablösung des Grundsatzes *salus aegroti suprema lex* durch *voluntas aegroti suprema lex* hat sich allerdings in der gegenwärtigen Vielfalt medizintechnischer Möglichkeiten und medizinethischer Vorgaben als sehr problematisch erwiesen, vor allem wegen der Grenzen der Einsicht in schwierige technische Probleme und der damit verbundenen Gefahren, aber auch wegen mangelnder rechtlicher Kenntnisse und moralischer Pflichten.

In Verstehen und sozialen Interaktionen mit Schmerzpatienten sind neben den technischen Kommunikationsmodellen Ergänzungen durch psycho-analytische und soziologische Theorien bedeutsam und hilfreich. Bei der Befähigung zu Empathie von Therapeuten haben jene auf die Gegenübertragung zu achten - auf frei werdende Gefühle, welche die Schmerzpatienten hervorrufen. Sie können über den Umgang damit die Behandlung effektiver gestalten und kommunikative Prozesse bewusst, für Patienten gleichermaßen wie für Therapeuten angenehmer und entlastender machen. Entsprechend ist es mit den (technischen) Elementen der Kommunikationstheorie von Shannon und Weaver (1949) nicht getan, mit „Informationsquelle, Verschlüsselung, Nachricht, dem Kanal der Übermittlung, die Entschlüsselung und Empfänger". Zeichen im technischen Bereich, welche ein Signal werden können, werden in der Arzt-Patienten-Beziehung durch Symbole ergänzt (Cegla und Kaufmann 2009). Die behandelnden Ärzte erkennen über Blickkontakt, Abstand, Haltung, Mimik und Gestik, über vokale Signale, die Atmung und natürlich oft sprachlich den Inhalt wesentlicher Elemente einer Schmerzproblematik (Peter Loebel 2005).

Ärztliche Berufspflicht ist es, die Einsicht, das Wissen, die Urteilsfähigkeit der Patienten so zu fördern, dass diese von unvernünftigen Überlegungen und Beschlüssen abkommen können. Bei wahnhaften Festlegungen ist das allerdings nicht immer möglich. Das Vorgehen nach dem Prinzip des „*informed consent*“ hat das paternalistische Handeln des wohlmeinenden Arztes bei schwierigen Entscheidungen weitgehend abgelöst. Lediglich in Notfallsituationen, wenn kein Aufschub im Handeln möglich ist oder bei Bewusstlosigkeit oder erheblichen Einschränkungen der Kognition, wenn eine solche Unterrichtung nicht möglich ist, handelt der Arzt im mutmaßlichen Einverständnis, wenn unverzügliche Hilfe oder gar Rettung geboten ist.

Bei vielen Schmerzsyndromen ist die aktive Mitwirkung von Patienten und teilweise der Angehörigen nach entsprechender Aufklärung Hauptbestandteil angemessener Behandlung, etwa beim Erlernen von Entspannungsübungen oder der Anwendung von Wärme bei schmerzhaften Muskelverspannungen oder von Kälte bei Gelenkentzündungen. Diese Maßnahmen können von Patienten tagtäglich, also auch an Sonn- und Feiertagen genutzt werden, wenn die Behandlung durch Medizinalpersonen nicht oder nur in eingeschränktem Maß etwa in Notfallambulanzen besteht. Wenn die Lebensführung in Entstehung und Ausprägung eines Schmerzsyndrom mit psycho-sozialem Bezug wesentlich zur Verursachung beiträgt, etwa eine Überlastung durch gleichzeitige Berufstätigkeit und Haushaltsführung, ist die Selbstbestimmung der Betroffenen unter Einschluss sozialer Rücksichtnahmen der wichtigste Einflussfaktor, während der Arzt lediglich die Zusammenhänge darlegen und eventuell Alternativen aufzeigen kann.

Bei ernsthaften Risiken bezüglich Morbidität und Mortalität ist eine besonders eingehende Aufklärung ärztliche Pflicht. Ein Beispiel zur Veranschaulichung: Bei einem Verunfallten mit einem Nervenwurzelausriss vom Rückenmark und heftigen Dauerschmerzen steht die Frage einer speziellen Operation, einer DREZ (Dorsal-Root-Entry-Zone) – Koagulation am oberen Rückenmark zur Diskussion. Die perioperative Mortalität beträgt dabei etwa 6 % und die Quote neurologischer Komplikationen nach dem Rückenmarkseingriff über 10%. Dabei belaufen sich die Erfolgschancen der Operation auf eine klare Besserung nur auf etwa 50% (Finnerup et al. 2001). - Es besteht also eine erhebliche existenzielle Bedrohungssituation und dadurch ein Grund für weiterführende Überlegungen und Abwägungen.

Eine gewisse Autonomie kommt im Arzt-Patienten-Verhältnis nicht nur den Kranken, sondern auch den medizinisch Tätigen zu. Verlangt ein Patient/eine Patientin wegen Gesichtsschmerzen z.B. gesunde Zähne zu ziehen, so muss die Zahnärztin/der Zahnarzt dies ablehnen, weil es dem wissenschaftlichen Standard widerspricht. Folgt er dem Wunsch der Betroffenen, so kann dies strafrechtliche und berufsrechtliche Sanktionen herbeiführen. Das Selbstbestimmungsrecht beinhaltet nur das Recht, eine Behandlung abzulehnen, nicht eine solche zu fordern. Hin und wieder verlangen auch Patienten mit starken Extremitätenschmerzen Amputationen. Bei Schmerzerlebnissen mit peripherem Ausgang etwa durch periphere arterielle Verschlusskrankheit ist dieses Vorgehen manchmal indiziert, jedoch keinesfalls bei Schmerzerlebnissen mit Ausgang vom Zentralnervensystem, etwa bei schizophrenen Psychosen mit Projektion abnormer Erlebnisproduktionen in die Körperperipherie.

In der Zusammenschau haben sich bei den vorliegenden fünf idealtypischen Modellen von Arzt-Patient-Beziehungen und Interaktionen – *Paternalismus*, *Patientenzentrierung*, *shared decision making*, *informed choice* und *Kundenmodell* (Tanja Krones und Gerd Richter 2012) in Abhängigkeit von vorliegenden Situationen mit verschiedenen „technischen“ Möglichkeiten und medizinethisch vertretbarem Vorgehen vier Modelle als brauchbar und sinnvoll erwiesen, während das sog. Kundenmodell auf diesem prinzipiell komplexen Gebiet gegenwärtig keine bedeutende Rolle spielt.

21. Allgemeinethische Überlegungen

Über die philosophischen Bezüge des Schmerzes sind nur wenige, vereinzelte Überlegungen veröffentlicht worden (Schmitz 1985, 1992, Cahana 2007). Die ethischen Fragen wurden dabei nicht umfassend erörtert. Sie gewannen durch die Fortschritte in Schmerzdiagnostik und -behandlung an Bedeutung. Früher standen technische Schwierigkeiten im Vordergrund, auch in Zusammenhang mit überholten Konzepten, so mit den mythologischen Vorstellungen, dass Schmerz auf das Eindringen von Dämonen oder bösen Geistern zurückzuführen sei, dass Schmerz nur sinnvolles Warnsignal bzw. Symptom von Krankheiten oder eine Strafe (englisch = pain, latein. poena = Bestrafung) sei.

Aus der realen Problematik in der Schmerzmedizin mit Schwierigkeiten, wonach instrumentelles Handeln nicht immer zu annehmbaren Lösungen führt, ergibt sich die Forderung der verstärkten Beschäftigung mit Ethik als Moralphilosophie - mit Moral in der Innenseite, verinnerlicht vom Subjekt und mit Emotionen verbunden sowie mit dem soziologischen, äußeren Begriff der Gesellschaft (Birnbacher 2007). Entsprechend sind die von Birnbacher aufgelisteten Erkennungszeichen der Moral auch schmerzmedizinisch zu reflektieren, nämlich

1. moralische Urteile, welche menschliches Handeln positiv oder negativ bewerten, billigen oder missbilligen,
2. die kategorische Seite moralischer Urteile, unabhängig von den Interessen und Zwecken des Akteurs,
3. die intersubjektive, allgemeine Verbindlichkeit von Moral und
4. moralische Beurteilungen, welche Handlungen aufgrund von Faktoren in logischer Weise und allgemeiner Form ausgedrückt bewerten. Moralische Urteile und Handlungen haben eine instrumentelle Funktion mit Beförderung des Guten und der Vermeidung von Übeln (Birnbacher 2007, 174), was einen direkten Bezug zur Schmerzmedizin besitzt.

Lévinas (1995) hob hervor, dass durch Schmerzbehandlung Leben wieder möglich und sinnvoll sei, dass Schmerzbekämpfung das Menschsein überhaupt erst wieder ermögliche und es etwas Ethisches, etwas Gutes in sich sei. Welche Ethiken kommen in Frage?

Ziel: Ein gelungenes Leben

Neben den beiden Grundlinien der deontologischen Ethik und des Konsequenzialismus erscheint die aus der Antike, von Aristoteles stammende Ethik der *Eudaimonie*, von Glück, der *Glückseligkeit*, des gelungenen Lebens wertvoll, ist doch Schmerz in unerträglicher Ausprägung ein Widersacher des Lebens, eine bösartige Kraft. Zum Erreichen eines geglückten Lebens bietet sich seine *mesotes*-Norm, des goldenen Mittelwegs an. Seine Tugendlehre verbunden mit Wert, Geltung, Ansehen und Ehre strebt das Ziel von Maß und Mitte an. Bei Schmerzerleiden ergeben sich Spannungsverhältnisse zwischen Beherrschtheit und Unbeherrschtheit, Lust und Unlust, zwischen Tapferkeit und Feigheit beim Meiden von Unangenehmem (NE 1147 b 29). Aristoteles sprach sich für eine „feste Grundhaltung" aus (NE 1105 b 4) mit dem richtigen Verhalten gegenüber irrationalen Regungen. Handelnde werden gelobt, wenn

„sie nämlich Schande oder Schmerz auf sich genommen haben, um Ziele zu erreichen, die groß und edel sind" (NE 1110 a 14) und bei Nichterfüllung getadelt. Allerdings wird Nachsicht gewährt, wenn etwas „die Grenzen der menschlichen Natur übersteigt und dem kein Mensch gewachsen wäre. In manchen Fällen darf man keinem Zwang weichen, sondern muss eher schwerstes Leid und den Tod auf sich nehmen" (NE 1110 b 4).

Zur Neuzeit: René Descartes (1596-1650), der auch das Denken in der Medizin stark beeinflusst hat, schätzte die Gesundheit überaus, was aus der Ausführung ersichtlich ist: „ … Gesundheit, die ohne Zweifel das höchste Gut und die Grundlage aller anderen Güter dieses Lebens ist " (Descartes 1637, 107). Ihm wurde vielfach die Trennung des Menschen in res cogitans und res extensa, Dualismus vorgeworfen. Descartes selbst hat sich allerdings beurteilt als „ein durchaus einheitliches und ganzes Ding" und hat den „Körper seiner Natur nach stets teilbar, den Geist hingegen durchaus unteilbar" bezeichnet und mehrfach in seinem Werk auf Schmerz hingewiesen: „Ferner lehrt mich die Natur durch jene Schmerz-, Hunger- und Durstempfindungen usw., dass ich meinem Körper nicht nur wie ein Schiffer seinem Fahrzeug gegenwärtig bin, sondern dass ich ganz eng mit ihm verbunden und gleichsam vermischt bin, sodass ich mit ihm eine Einheit bilde" (Descartes 1959, 45 f.).

Das mit ihm verknüpfte mechanistische Denken, das de La-Mettrie (1709 - 1751) in seinem Buch „L'homme machine" auf den Punkt brachte, wurde allerdings schon bald in Frage gestellt. Leibniz (1646 – 1717) widersprach, dass der Mensch

> „eine bloße Maschine, wie ein Uhrwerk sei … sein Körper ist wirklich eine Maschine und handelt nur wie eine solche, seine Seele ist dennoch eine freie Ursache (Leibniz, 150) … die natürlichen Kräfte der Körper sind ganz den mechanischen Gesetzen, die der Geister hingegen gänzlich den moralischen Gesetzen unterworfen. Die ersteren folgen der Ordnung der wirkenden Ursache; die letzteren der Ordnung der Zweckursache" (Leibniz, 157 -158).

Deontologische Vorgaben

Kant hat es als Pflicht bezeichnet, wenngleich als unvollkommene, nicht gleichgültig gegen fremder Not zu sein und die eigenen Fähigkeiten zu entwickeln. Hingegen sei es eine vollkommene Pflicht, keine falschen Versprechen zu geben und das Leben zu erhalten. Suizid bezeichnete er als „Selbstmord" (GMS). Auf das Schmerzproblem ging er in seinem Werk nicht systematisch, nur gelegentlich ein, so in der „Anthropologie" 2. Buch, § 60:

> „Vergnügen ist eine Lust durch den Sinn, und was diesen belustigt, heißt angenehm. Schmerz ist die Unlust durch den Sinn, und was jenen hervorbringt, ist unangenehm … Vergnügen ist das Gefühl der Beförderung; Schmerz das einer Hindernis des Lebens. Leben aber (des Tiers) ist, wie auch schon die Ärzte angemerkt haben, ein kontinuierliches Spiel des Antagonismus von beiden. Also muss vor jedem Vergnügen der Schmerz vorhergehen … der Schmerz ist immer das erste … der Schmerz ist der Stachel der Tätigkeit, und in dieser fühlen wir allererst unser Leben. Ohne diesen würde Leblosigkeit eintreten".

Der deontologischen Position, welche Solidarität fordert, steht das System des Utilitarismus zur Seite, bei dem Leidensminderung und Zuwachs an Wohlbefinden und Glück für den Einzelnen und vor allem für die Gesellschaft Vorrang haben. Jene Ärzte / Ärztinnen, bei denen Schmerz- und Leidenshilfe in Empathie vorrangige Werte und Motive in ihrer beruflichen Ausübung sind, werden durch die lange philosophische Entwicklung, dem subjektiven Leiden Bedeutung anzuerkennen, unterstützt. Sie ist vor allem mit David Hume (1711 -1776) verknüpft, in der Gegenwart mit Peter Singer und Helga Kuhse.

David Hume hat darauf hingewiesen, dass moralische Urteile mehr als nur Meinungsäußerungen sind. Sie appellieren an die Vernunft und wollen Verbindlichkeit, haben aber auch einen Bezug zu Empfindung und Gefühl. Moralische Werturteile sind Handlungsmotive und stehen in Verbindung mit Charakterzügen, mit Tugend- und Gesinnungsethik. Als Handlungsurteile geben sie an, was richtig oder falsch, geboten oder verboten, erlaubt oder pflichtwidrig ist. Hume postulierte, dass Wohltätigkeit aus sozialen Interaktionen hervorgehe und dass die Verpflichtung zum Guten eine gewisse Gegenseitigkeit enthält. „Da ich von der Gesellschaft Wohltaten empfange, sollte ich dieses Interesse im Gegenzug fördern, kriminelles Vergehen bestrafen und Freundlichkeit durch Dankbarkeit belohnen“ (Hume, 174). Hauptprinzipien der Moral seien *beneficience* und *justice*, also Wohltätigkeit und Gerechtigkeit.

Zum Utilitarismus in der Schmerzmedizin

Die international stark beachtete konsequenzialistische Ethik des *Utilitarismus* befasst sich mit den dualen Kräften von Schmerz und Lust bzw. Leid und Vergnügen von Anfang an. Jeremy Bentham (1748 – 1832) begann sein Werk mit:

> *"Mankind governed by pain and pleasure.* Nature has placed mankind under the governance of two sovereign masters, *pain* and *pleasure.* It is for them alone to point out what we ought to do, as well as to determine what we shall do. On the one hand the standard of right and wrong, on the other the chain of causes and effects, are fastened to their throne. They govern us in all we do, in all we say, in all we think: every effort we can make to throw off our subjection, will serve but to demonstrate and confirm it. In words a man may pretend to abjure their empire: but in reality he will remain subject to it all the while.
>
> The *principle of utility* recognizes this subjection, and assumes it for the foundation of that system, the object of which is to rear the fabric of felicity by the hands of reason and of law…."

In breiter Betrachtung listete er je 18 Schmerz- und Lustbereiche auf. Ziel des Utilitarismus ist „der größte Nutzen der größten Zahl“. Allerdings ist der Egoismus des Einzelnen nicht gleichbedeutend mit dem allgemeinen Wohlergehen. Auf jeden Fall sind die Folgen für den Einzelnen mit denen von Gruppen/Populationen in das Kalkül von Beschlüssen und Handlungen einzubeziehen. Der Begriff Utilitarismus kann missverstanden werden, wie schon der Begriff utilitas (= Nutzen, Wohl) unterscheidbare Bedeutungen besitzt. Bentham selbst habe das bemerkt und den Ausdruck „Prinzip des größten Glücks“ vorgezogen (zit. n. Birnbacher 2007, 218). *Utility* soll im Utilitarismus eine absolute Größe sein, Subjekt des Nutzens immer das Individuum. Neben der Unverrechenbarkeit bzw. Unantastbarkeit von Grundwerten und Menschenrechten und den Schwierigkeiten in der Anwendung des letztlich monistischen Prinzips *utility* bei der Vielzahl realer Gegebenheiten und Situationen besteht in der Schmerzmedizin die Unbestimmtheit zukünftiger Prozesse und Ereignisse.

John Stuart Mill (1806 – 1873) als zweiter Klassiker des Utilitarismus fügte den quantitativen Kriterien bei der Maximierung von Nutzen qualitative, feinere und geistig höhere Vorlieben hinzu. In seiner Theorie ist Glück ein Gut für Menschen: „Nämlich dass das Glück jedes einzelnen für diese ein Gut ist und dass daher das allgemeine Glück ein Gut für die Gesamtheit des Menschen ist“ (zit. n. Ricken, 278). Da einzelne Menschen jedoch verschiedene Zielsetzungen bzw. Präferenzen haben, ergeben sich dadurch qualitative Unterschiede, insbesondere wenn manche dem Hedonismus zugetan sind, andere gern intellektuelle Freuden genießen. Im gesellschaftlichen bzw. politischen Bereich war J. St. Mill ein Kämpfer für die Freiheit und Gegner autoritativer Einschränkung bzw. von Tyrannei. Es ging ihm um „*bürgerliche* oder *soziale Freiheit*“ (Mill 2009, 9). Aus diesen utilitaristischen Positionen kann abgeleitet werden, dass Schmerz- und Leidensverringerung wichtige Aufgaben für den Einzelnen und für die Gesellschaft in ihrer Verbundenheit darstellen.

Die mit Schmerzmedizin kompatible Devise des Utilitarismus, der Minimierung von *pain* und Maximierung von *pleasure*, was zwar für einzelne Menschen angestrebt wird, kann jedoch bei Befolgung des Mottos *das größte Glück der größten Zahl* nicht nur missverstanden, sondern gerade für Einzelne gravierende Nachteile implizieren. *Nutzensummen-Utilitarismus* strebt die

Maximierung des Nutzens ungeachtet der Verteilung auf die Individuen an und lässt große Ungleichheiten zu (Quante 2011, 135). Auch das Modell eines *Durchschnittsnutzen-Utilitarismus* Harsanyi (1982), „nach dem nicht die maximale Steigerung des Gesamtnutzens (Nutzensummen-Utilitarismus)", sondern die Steigerung des Nutzens pro Kopf das oberste Kriterium moralischer Richtigkeit darstellt" (zit. n. Birnbacher 2007, 222), erscheint gerade in der Schmerzmedizin fraglich und gefährlich: Die gegenwärtige Tendenz, statistische Untersuchungsergebnisse im Rahmen der (oft missverstandenen) Evidence-based Medizin in den Vordergrund zu rücken und in Leitlinien zu propagieren, übersieht dabei möglicherweise schwerwiegende Gefahren für Einzelne. Sie erfasst auch jene Schäden nicht, welche vorwiegend in der Langzeitbehandlung, aber nicht in den Studien mit nur relativ kurzen Untersuchungszeiträumen auftreten.

Ein allgemeines Problem des Utilitarismus als konsequenzialistische Ethik liegt darin, dass Handlungen für den Akteur selten genau vorausgesehen werden, dass eine Ungewissheit bezüglich des Eintritts der Folgen aufgrund der meist vorliegenden Wahrscheinlichkeitsbeziehungen besteht (Birnbacher 2007, 217 ff.). Zur Begegnung der häufigsten Kritikpunkte gegenüber Utilitarismus wurde die Zwei-Ebenen-Theorie mit ihrer Unterscheidung zwischen Primär- und Sekundär-Prinzipien erdacht (Birnbacher 229 ff.). Auf der Ebene der Sozialmoral können demnach nur Normen sinnvoll sein, die Aussicht auf Annahme und Befolgung haben, da Situationsfaktoren ausschlaggebend sein können (vgl. Fallbeschreibungen S. 46 und S. 105 – 106). Bei sehr komplexen Schmerzsyndromen sind exakte Prognosen prinzipiell und nicht nur wegen fehlenden Wissens unmöglich. Wahrscheinlichkeitsprognosen beruhen dabei auf der unvollständigen Einsicht in die Pathogenese sowie auf vorliegenden empirischen Ergebnissen (Wörz 2001). Iatrogene Schäden treten nicht in Absicht, sondern unerwartet, durch ungünstige Konstellation, mangelndes Wissen oder Können auf.

Während sich Utilitarismus der Situation anpassen und empirische Erkenntnisse aufnehmen kann, flexibel ist und pragmatisch brauchbar erscheint, weckt er doch ständig Befürchtungen der Benachteiligung von am Rande der Gesellschaft stehenden Minoritäten, dass Einzelne dem Nutzen bzw. Glück einer Gruppe geopfert werden, wogegen sich Kant eindeutig aussprach. Wenn z. B. Operationsmethoden angewandt werden, die für die Mehrheit sehr gute Ergebnisse erbringen, aber bei einer Minorität zum Tod führen, so ist das zumindest sehr genau zu reflektieren, mit den Betroffenen und ihren Angehörigen vor dem geplanten Eingriff zu erörtern. Finanzieller Nutzen, in diesem Fall für Aktionäre von Kliniken oder finanzielle Anreize für Chirurgen sind nicht akzeptabel in einer Gesellschaft, in der das Leben des Einzelnen und die Würde des Menschen als unverrechenbar gelten. Neben dem Utilitarismus mit den beiden polaren Orientierungen *pain and pleasure*, die zu kontrollieren bzw. anzustreben sind mit dem Ziel der bestmöglichen Summe im sozialen Bezug, verbleiben doch Handlungen ohne deontologische Vorgaben bedenklich und unbefriedigend.

Zum Prinzip Verantwortung

Die Zunahme an technischen Möglichkeiten für verschiedene Ziele, die als gut oder schlecht bewertet werden können, erfordert Kompetenzerwerb. Sie verlangt die Befähigung, mit komplexen Sachverhalten und Problemen umzugehen und appelliert an Verantwortung. Dieser Gedanke ist in allgemeiner, speziell in politischer Hinsicht nicht neu. Schon der Vordenker der Verantwortungsidee Max Weber (1864 -1920) hatte das erkannt: „Den Kern ethischer Verantwortung sah er darin, die Folgen politischen Handelns zu kalkulieren und rational abzuwägen.

Dem zufolge bedeutet Verantwortungsethik

1. rationale Folgenabschätzung und

2. rationale Ausbalancierung des Verhältnisses von Mittel und Zweck des Handelns“ (Kreß 2009).

Wolfgang Wieland (1933 -2015) hat „versucht, das Konzept einer Verantwortungsethik, vorwiegend an der Skizze Max Webers orientiert, von unterschiedlichen Positionen aus zu beleuchten und seine Tragweite abzuschätzen“ (Wieland 1999, 94). Er führte aus, dass er für den Verantwortungsgedanken kein ethisches Begründungspotential gefunden habe, dass Verantwortung jedoch „die Aufgaben eines regulativen Leitprinzips“ (95) übernehmen könne für die Bestimmung von Lebens- und Sachbereichen. Die Verantwortungsethik bleibe von Voraussetzungen abhängig, als eine „Ethik der zweiten Linie“, die dort beginne, wo die ethischen Prinzipienfragen bereits beantwortet seien. - Kritisch ist zu dieser Position anzumerken, dass das Verantwortungsprinzip in der ärztlichen Tätigkeit und speziell in der Schmerzmedizin größte Bedeutung besitzt. Hier geht es um die Integration deontologischer Prinzipien mit der Abschätzung von Handlungsfolgen, mit dem Ziel der Leidensverringerung und Schadensverhütung.

Bei Schmerz handelt es sich wesentlich um ein subjektives Phänomen. Subjektivität besitzt aber nach Hans Jonas (1903 - 1993) „Wirksamkeit, nämlich Kausalität nach Innen und nach Außen“ (Jonas 1984, 127) … Sie zeigt „einen wirkmächtigen Zweck“ (139). Mit dem „Auftauchen der Subjektivität … des Prinzips Bewusstsein“ (131 ff.) handelt es sich um eine „neue Kausalität, die in die vorausliegende zurückwirkt, sie also verändert. Die physischen Dinge im Einflussbereich der Subjektivität verlaufen nicht mehr so wie sie ohne sie verlaufen würden“. Hans Jonas hat diesen thematischen Bereich von Vertretbarkeit und Risiken in seiner „Ethik der Verantwortung“ auch in medizinischer Hinsicht ausführlich gewürdigt. Dabei steht die kollektive Verantwortung für Menschen, Tiere und Umwelt, die

Schöpfung in der Gegenwart und auch in der Zukunft im Mittelpunkt der Überlegungen und Forderungen.

Da der Kern des Schmerzproblems aber im Subjektiven liegt, kommt der *Neuen Phänomenologie* begründet von Hermann Schmitz (1992, 2005) besondere Beachtung zu. Er hat das affektive Betroffensein in seiner Bedeutung unterstrichen, bei Berücksichtigung der Mannigfaltigkeit realer Sachlagen und der Bedeutsamkeit von Situationen. Schmitz spricht sich gegen die Neutralisierung der Subjektivität aus (2005). Schmerz bezeichnet er als einen „Konflikt im vitalen Antrieb durch übermächtig spannende Hemmung extensiv drängender Weitung“ (Neue Phänomenologie Bd. 1, 152), also nicht letztlich als Empfindung oder Gefühl. Er erklärt Angst und Schmerz als Formen der Individuation. - Dabei ist Schmerz die ursprünglichere Form (Wörz 2006).

Das *Gewissen* ist die höchste von der Person ausgehende, also subjektive ethische Instanz. Ihr kommt allerdings kein Anspruch auf Absolutheit zu, da die Folgen und künftigen Entwicklungen von niemand gänzlich und genau vorausgesehen werden können. Gerade das im 20. Jahrhundert ausgeweitete Gefahrenpotential moderner Technik hat die Auslöschung der Menschheit durch Menschen in den Bereich des Möglichen gerückt. Mit der Zerstörung der Lebensgrundlagen von Menschen würden auch die Voraussetzungen für das Menschsein in realer Hinsicht entfallen, was zu erhöhter Reflexion, Bescheidenheit und Vorsicht mahnen muss. Das Gewissen des Individuums muss sich also allgemeingültigen, universalen Prinzipien unterordnen.

22. Medizinethische Lösungsansätze

In der Medizinethik, welche ein konstitutiver Bestandteil der Medizin ist und sein muss, also nicht nur ein Randgebiet oder ein Anhängsel, bestehen erhebliche Wissenslücken und Klärungsbedarf sowohl in der ärztlichen Tätigkeit allgemein, als auch auf dem Gebiet der Schmerzmedizin. Als eigene Disziplin ist „Schmerzmedizin" in Europa lediglich in Irland seit 2014 staatlich anerkannt. Nicht alle Formen des Schmerzes haben einen Bezug zur Medizinethik, doch ist das der Fall, wenn Schmerzzustände eine lebensfeindliche Kraft, ein schädliches Agens sind mit vielfältigen negativen Folgen im somatischen, psychischen, sozialen und sogar ökonomischen Bereich. Unerträglicher Schmerz kann Leben bedrohen und zu Suizidalität führen. Liebeskind (1991) hat dies in einem Editorial auf den Punkt gebracht: Pain *can* kill. In Grenzsituationen kann Schmerz die Würde des Menschen in Frage stellen bzw. aufheben.

In der Schmerzmedizin kann, der Mannigfaltigkeit und Vielschichtigkeit von Störungen und Krankheiten und der Verschiedenartigkeit der Behandlungsprobleme entsprechend, kein *singuläres Verfahren* zufriedenstellende Ergebnisse erbringen, weder in instrumenteller noch in medizinethischer Hinsicht. In praxi sind gründliche Untersuchung, sorgfältige Überlegung und prüfende Abwägung über das angemessene Vorgehen geboten. Nachlässiges Übersehen wichtiger Aspekte bzw. Krankheitsfaktoren ist moralisch verwerflich und bei grober Fahrlässigkeit, bei Nichterfüllung von fachlichem Standard rechtlich ahndbar.

Die Ansätze der klinischen Diagnostik sind

- kausal, z.B. bei Einklemmungsneuropathien mit dem häufigsten Carpaltunnelsyndrom und der Frage des konservativen oder operativen Vorgehens

- nosologisch – etwa bei einem „diabetischen Fuß“ mit dem koordinierten Vorgehen von Krankheitsbehandlung, Schmerzlinderung und Vermeidung von Komplikationen
- pathophysiologisch bzw. „Mechanismen“-orientiert, z.B. bei einem Entzündungsschmerz oder bei Autoimmunkrankheiten
- bio-psycho-sozial, also anthropologisch bei komplexen Syndromen wie Fibromyalgie mit der Erhebung von Biographie, sozialem Umfeld und Copingmechanismen.

Die 1975 gegründete „Gesellschaft zum Studium des Schmerzes für Deutschland, Österreich und die Schweiz e.V.“ hat von ihrem Beginn an das mehrdimensionale, multifaktorielle, interdisziplinäre Vorgehen propagiert (Gross und Wörz 1978). Ausgangspunkt ist dabei der Mensch in seiner Naturalität, Personalität und Sozialität, wie der Theologe Alfons Auer (1915 - 2005) das nannte. Auf dem Gebiet des Schmerzes wurde seit den 1970er Jahren das sog. bio-psycho-soziale Modell (Engel 1977) schlagwortartig propagiert (vgl. Egle, Hoffmann, Lehmann und Nix 2002). Es hat sich etabliert und ist in der Gegenwart allgemein anerkannt. Ziel ist es aber nun, im Umgang mit behandlungsbedürftigen Schmerzpatienten die Medizinethik bewusst zu machen.

Sicher haben gute Ärzte/Ärztinnen schon früher mehr oder weniger intuitiv oder vom Glauben geleitet moralische Aspekte in ihrem Vorgehen beachtet und Methoden ausgeschlossen, bei denen das Nutzen-Risiko-Verhältnis ungünstig erschien oder Verfahrensweisen, die sich als unnütz oder gar schädlich erwiesen haben. Zu fordern ist aber jeweils eine reflexive, überlegende Vorgehensweise bei behandlungsbedürftigen Schmerzpatienten ganz allgemein. Routinemaßnahmen sollten immer wieder überprüft werden, während sich für *Dezisionismus*, für regellose Urteile und willkürliche Wahl (vgl. Birnbacher 2007, 108 ff., 428) kein Bereich anbietet. Hingegen erscheint die *Situations ethik* - unter Beachtung der Verschiedenheit von Menschen, Krankheiten und Bedingungen, wie sie schon Aristoteles mit seinem medizinischen Hintergrundwissen erkannt hat – ein geeigneter Rahmen für moralische Erfassung, Beurteilung und Handlungen.

In medizinethischer Hinsicht sind die allgemeingültigen Werte der Menschenwürde, der Autonomie, der Schadensvermeidung, des gutwilligen Vorgehens und der Pflichterfüllung, die Beachtung von Gerechtigkeit und ökonomisch vertretbarem Vorgehen im Rahmen von Recht und Gesetz zu beachten. Die verschiedenen Systeme in unserer Gesellschaft - Niklas Luhmann folgend Politik, Rechtswesen, Wissenschaft und Ökonomie - sind mit dem Proprium der Medizin nicht identisch. Sie haben aber eine Tendenz der Ausbreitung auf Kosten anderer Bereiche, gegen die zu wehren es die Pflicht der medizinethisch verankerten Ärzte ist, wenn sich Übergriffe einstellen.

Das politisch und in der Öffentlichkeit in den letzten Jahrzehnten hervorgehobene Autonomieprinzip mit dem Schlagwort: „Wir wollen den mündigen Patienten" hat sich bei einem Teil der Betroffenen zwangsläufig zu deren Nachteil entwickelt, wenn nicht mehr wohlwollende Ärzte, Psychologen oder Pflegekräfte den Weg aufzeigen, sondern auf Selbstbestimmung in Inkompetenz gesetzt wird. Da mehr oder weniger kundige oder unkundige Angehörige z. T. die Entscheidungsfähigkeit übertragen bekommen und Vorsorgevollmachten ohne genaue Prüfung ihrer Befähigung erhalten, können die Hilfsbedürftigen geschädigt werden, wenn beispielsweise in einer betreuenden Familie die Auffassung herrscht, dass Schmerz auch in schwerer Form zum Alter gehöre und deshalb keine Anstrengung zur Leidensverringerung der Betroffenen erforderlich sei.

Nicht nur das Schmerzerleben, auch Schmerzbehandlung und -verhütung haben einen ethischen Bezug. Da starker Schmerz Freiheitsspielräume nimmt, die Betroffenen in somatischer, psychischer und sozialer Dimension schädigen kann, besitzt die medizinethisch tradierte Aufforderung des Nützlichseins und des Nicht-Schädigens eine große Bedeutung. Bei heftigem Schmerz liegt die moralische Aufforderung zu helfen vor und darüber hinaus die rechtliche Pflicht zur Hilfeleistung. Angemessene Schmerztherapie kann den Bereich der Selbstbestimmung vergrößern und die vielfältigen kognitiven Einschränkungen durch anhaltendes Schmerzerleiden verringern (vgl. Kreitler und Niv 2007).

Die Hilfe zur Selbsthilfe, das Verschaffen zu mehr Autonomie und Selbstentfaltung, die Überwindung von Ausgeliefertsein und Hilflosigkeit, die Ermöglichung von Anteilnahme am sozialen Leben sind ethisch hoch anzuerkennende Punkte. Auch bei bevorstehenden Sterbevorgängen ist die Autonomie unter Beachtung realer Gegebenheiten zu beachten. Die mechanistische Umsetzung von Forderungen wie „Sterben zu Hause“ und nicht im Krankenhaus kann jedoch in Anbetracht der realen Komplexität und situativen Verschiedenheit nicht allgemeingültig sein, auch wenn beklagt wird, dass die Menschen heute häufig im Krankenhaus und im Pflegeheim und nicht im Kreis der Angehörigen sterben würden (vgl. Tabelle 4, Dasch et al. 2015), was zu ändern wünschenswert sei. Ein kurz umrissenes Beispiel von situationsethischer Relevanz diene zur Veranschaulichung:

Nachts um halb drei Uhr rief eine schluchzende junge Frau den Berichterstatter verzweifelt an mit der Bitte um Hilfe für ihren krebskranken Mann, der laut schreie und stöhne. Das Heimatkrankenhaus hatte ihn „austherapiert“ zum Sterben nach Hause entlassen. In der Wohnung der Familie waren drei Kinder im Vorschul- und Schulalter, die beim Eintreffen des Arztes laut „durcheinander“ weinten und schrien. - Auf die Verabreichung von Morphin zunächst intravenös und des angstlösenden Diazepam kam es zur Beruhigung des

Krebskranken und gleichzeitig der hilflosen Familienangehörigen bis zum Ableben des Patienten am Nachmittag desselben Tages unter dem Einfluss der weiter verabreichten Medikation. Die Frau teilte das Ereignis telefonisch mit und bedankte sich.

Die obige Darstellung soll zeigen, dass mechanistisches Denken im biologischen und im medizinischen Bereich selten, in der humanen Schmerzmedizin fast nie angemessen ist.

Tabelle 4: Sterbeort bei 24.009 Todesbescheinigungen

Sterbeort	2001	versus	2011
Krankenhaus	57,6%		51,2%,
Häusliches Umfeld	27,5%		23,0%,
Alten- oder Pflegeheim	12,2%		19,0%,
Hospiz	2,0%		4,6%,
sonstiger Ort	Rest		Rest

Andererseits hat Johannes Horlemann (2009) zu Recht auf die Gefahr einer Entmündigung hingewiesen, wenn Schwerkranke in einer Hospizeinrichtung stationär behandelt werden, entgegen ihrem Willen, ins häusliche Milieu zurückzukehren. Dabei kann wirtschaftlicher Nutzen von Institutionen die Bedürfnisse und das Selbstbestimmungsrecht überspielen.

Da sich Konflikte zwischen den ethischen Hauptrichtungen entwickelt haben, wurden in der Medizinethik pragmatische Lösungsansätze vorgeschlagen und mit ihnen „vorlieb“ genommen, besteht doch im ärztlichen Alltag laufend Entscheidungs- und Handlungserfordernis. Ein Ansatz für die Überwindung dieser ungünstigen Situation, ein Weg aus der Sackgasse kann über die *Komplexitätstheorie* ermöglicht werden. Über sie kann einerseits die vielschichtige Problematik chronischer Schmerzzustände mit den verschiedenen Arten und Formen therapeutischer Verfahren, andererseits aber die Vielzahl moralischer Prinzipien und ethischer Werte umfasst werden. Bei chronischen Schmerzzuständen, besser chronischen Schmerzpatienten in ihrer Mehrdimensionalität ist neben linearen Abläufen an nonlineare Zusammenhänge zu denken (Wörz 2001). Welche medizinethischen Lösungsmöglichkeiten bieten sich an?

Ein System moralischer Regeln ohne Konflikte und Ausnahmen wurde bisher nicht gefunden. Bei Ausgang von der komplexen Realität des Schmerzes mit seinen vielfältigen Bezügen, Funktionen und Auswirkungen, der verschiedenen ethischen Werte und Konzeptionen verspricht ein *singularistischer Ansatz* in der Medizinethik des Schmerzes wenig Akzeptanz im klinischen Handeln. Hier bietet sich das *pluralistische Vorgehen* an, trotz der innewohnenden Widersprüche. In pragmatischer Hinsicht wurden in der Medizinethik im 20. Jahrhundert einige wichtige Konzeptionen entwickelt:

Prima facie-Pflichten

Das Konzept der prima facie-Pflichten hat ursprünglich W. D. Ross (1877 – 1971) formuliert. Er unterschied zwischen prima facie-Pflichten und Verpflichtungen. Nicht-reduzierbare prima facie-Prinzipien sind beispielsweise, dass gehaltenes Versprechen Vertrauen schafft, falsche Handlungen die Verpflichtung zur Wiedergutmachung beinhalten, Gerechtigkeit, Wohltätigkeit, Schadensverhütung und die Pflicht zur Selbstverbesserung, alles ohne Zurückführung auf ein dominierendes Prinzip. Eine prima facie-Pflicht ist zu erfüllen, bis sich ein Konflikt durch eine bestimmte Situation mit einer gleichen oder stärkeren Verpflichtung ergibt. Die moralisch Handelnden müssen entscheiden, welcher Prima facie-Pflicht sie im Konfliktfall Vorrang geben. Dabei sollen sie laut Ross (1930) die Balance der in Konkurrenz liegenden Verpflichtungen bei Einbezug aller

Aspekte bestimmen. Prima facie-Pflichten sind „Beurteilungsprinzipien für Handlungen, die unter mehrere verschiedene Prinzipien fallen und deren moralische Richtigkeit oder Falschheit ermittelt wird, indem die beteiligten Prinzipien gegeneinander abgewogen werden“ (Birnbacher 2007, 437). Dabei wird im konkreten Fall ein moralisch annehmbarer Konsens gesucht.

Herbert Viefhues (1989) hat dargelegt, dass „die Ethik als ein deduktiver Prozess aus normativen Festlegungen“ beschrieben wurde. „Die ethische Normen entstammen eindeutig metaethischen -religiösen und philosophischen – Wertsystemen, aus denen Normen und Prinzipien abgeleitet werden, die, auf den Einzelfall ausgelegt, Grundlage für die ethische Entscheidung bilden … sie beruht immer auf ontologischen Fundamentalaussagen, die grundsätzlich nicht miteinander versöhnbar sind“ (29). Sie sind für die Wertbegründung, den Standpunkt notwendig und sinnvoll, nicht jedoch für Urteilsbildung und medizinische Problemlösung im konkreten Fall. Er empfahl entsprechend gegenüber der tradierten deduktiven Ethik ein analytisch-diskursives Vorgehen, mit dem Ziel der Übereinkunft zwischen Arzt und Patient und annehmbarer Lösungen zumindest mit einem Minimalkonsens.

Als *prima facie-Prinzipien* erster Ordnung schlug er vor

1.Gesundheits- und Wohlbefindensfürsorge (einschließlich des Prinzips Unschädlichkeit)
2. Selbstbestimmung
3. Soziale Zuträglichkeit,

als Prinzipien zweiter Ordnung

1. Vertrauen
2. Wahrhaftigkeit und Glaubwürdigkeit
3. Schweigepflicht.

Während die ersten beiden Prinzipien bereits erörtert wurden, ist das bei dem Prinzip der sozialen Zuträglichkeit als „eine angemessene Verteilung sozialer Lasten“ nicht der Fall. Viefhues verweist auf die Teilhabe an der Krankenversorgung als traditionelles Recht, doch seien auch ökonomische und immaterielle Aspekte einzubeziehen, was die Grenz-Nutzen-Frage aufwirft und das heikle Thema „selbstverschuldeter Krankheiten“ berührt, nämlich das Drogenproblem, Alkoholismus, Nikotinismus und HIV/AIDS. Für unsere Thematik ist dieser Bereich von nachgeordneter Bedeutung.

Prinziplismus

Beim Bemühen um pragmatische Lösungen kann die Prinzipienliste von Beauchamp und Childress (1971) eine Hilfe sein. Ihre in der Medizinethik oft zitierten vier Hauptprinzipien *autonomy*, *beneficience*, *non-maleficience* and *justice* sollen in konkreten Fällen zur Lösung von medizinethischen Konflikten abgewogen werden. Drei dieser Begriffe sind ethisches Erbe aus der Antike, zwei sind enthalten in der Forderung von Hippokrates (~ 460 - ~ 370 v. Chr.) *„sei nützlich, oder zumindest schade nicht“*. Gerechtigkeit stand schon in jener Zeit im Mittelpunkt der ethischen Diskussion, so bei Platon (Der Staat) und bei Aristoteles (Nikomachische Ethik). Gerechtigkeit galt als primärer und umfassender ethischer Wert, in persönlicher und sozialer Hinsicht.

Das heute als vorrangig aufgefasste Prinzip der Achtung von Selbstbestimmung (autonomy) hat sich erst in der Neuzeit entwickelt und genießt rechtlichen Schutz. In der Medizin ist die Achtung von Selbstbestimmung (hier gemeint der Patienten) ein Kardinalbegriff geworden. Das Schlagwort aus der Antike *Salus aegroti suprema lex* wurde in den letzten Jahrzehnten als

Voluntas aegroti suprema lex zu ersetzen versucht. Autonomie ist aber an Voraussetzungen gebunden, an Einsicht, Urteils- und Handlungsfähigkeit. Wenn unerträglicher Schmerz das Bewusstsein einnimmt und auf ständiges Leiden fokussiert, sind Entscheidungsfähigkeit und Handlungsmöglichkeiten der Betroffenen eingeengt.

Beauchamp and Childress gingen in ihrem Werk „Principles of Biomedical Ethics" nicht deduktiv von Prinzipien aus. Sie betonen in ihrem Modell, dass keine Regel und keine Theorie Priorität gegenüber anderen Formen moralischer Überlegung habe. Moralische Angemessenheit ergebe sich aus einem Rahmen von Normen, die von allen Ebenen ihren Ausgang haben können, nämlich von Individuen, Institutionen und Kulturen. Keine Norm sei gegenüber der Revision immun. Wie im Alltagsleben sollten nicht bestimmte Regeln, Rechte, Tugenden, Paradigmen und Prinzipien dominieren, so auch in der biomedizinischen Ethik. Neben allgemeinen Prinzipien und Theorien sollten auch partikuläre Beurteilungen, Praktiken und Wahrnehmungen in das moralische Denken einbezogen werden.

Immer in Bezug auf Fallbeispiele und zu diskutierende Probleme unterstrichen Beauchamp and Childress nach ausführlicher Analyse von Bedeutung, Möglichkeiten und Grenzen die erforderliche Integration in moralisches Denken und Problemlösen mit einer *Pluralität* von Prinzipien. Prima facie-Pflichten und aktuelle Verpflichtungen wurden von ihnen als Grundlage übernommen (14). - Felix Thiele (2011) kommentiert, dass sich mit diesem Prinziplismus komplexe medizinethische Probleme beschreiben lassen, dass er zur Sensibilisierung für die Komplexität dieser Zweck-Strukturen beigetragen habe und ein geeigneter Ausgang für weiterführende Diskussionen sei (59).

Minimalethischer Ansatz

Der minimalethische Ansatz von Bernard Gert (1966, 1983) abstrahiert den moralischen Kernbestand aus den Umrissen einer Vielzahl von Prinzipien und formuliert 10 Regeln:

<u>Tabelle 5: 10 moralische Regeln von Gert</u>
Du sollst nicht töten.
Du sollst niemandem Schmerzen zufügen.
Du sollst niemanden zum Invaliden machen.
Du sollst niemanden seiner Freiheit oder
seiner Chancen berauben.
Du sollst niemanden seines Vergnügens berauben.
Du sollst niemanden täuschen.
Du sollst deine Versprechen halten.
Du sollst nicht betrügen.
Du sollst dem Gesetz gehorchen.
Du sollst deine (Rollen-) Pflichten erfüllen.

Besonders seiner Regel, keine Schmerzen zuzufügen, kommt im Rahmen des hier erörterten Themas Bedeutung zu. In der Medizin wird das Zufügen vorübergehender Schmerzen – etwa durch Injektion oder bei Operationen – dem Ziel einer Heilung oder anhaltender Schmerzverringerung bis -aufhebung untergeordnet. Allerdings handelt es sich nicht immer um vorübergehende Unannehmlichkeiten: Werden Kinder im Rahmen schwerer Krankheiten häufig punktiert, zur Blut- oder Liquorentnahme und mit Injektionen behandelt, so wird eine Disposition für die spätere Entwicklung chronischer Schmerzkrankheiten gelegt.

Bei der Analyse dieser 10 Regeln fiel Birnbacher (2007) auf, dass die Verletzung der ersten fünf Regeln zu einer Schädigung führt, der Regeln 6-10 hingegen nicht; ihr Schutz dient dem allgemeinen Interesse. Diese Minimalethik sei richtig, wenn alle rationalen Menschen sie öffentlich befürworten und bei der Nichtbefolgung falsch. Durch die Zulassung von Ausnahmen gewinnt sie an pragmatischer Anwendbarkeit und Akzeptanz.

> „Der entscheidende Unterschied zu den Geboten des Dekalogs ist, dass Gerts Regeln nicht ausnahmslos gelten, sondern Ausnahmen zulassen. Sie gelten nur *prima facie*. Eingeschränkt wird ihre Geltung insbesondere durch eine weitere Kategorie von moralischen Normen, die *moralischen Ideale*, die sich in zwei Hinsichten von den moralischen Regeln unterscheiden: Sie sind weniger verpflichtend, d.h. sie gebieten und verbieten nicht, sondern empfehlen nur. Und sie zielen anders als die moralischen Regeln nicht darauf, Übel nicht zu verursachen, sondern Übel zu verhindern oder zu mildern“ (Birnbacher 2007, 401).

Eine wichtige Top down-Theorie, wenngleich keinen reinen Deduktivismus haben Gert, Culver und Clouser (2006) entwickelt, gedacht als eine Kritik des „Prinziplismus“ von Beauchamp and Childress. Gegenüber einer Pluralität möglicherweise kollidierender Prima facie-Prinzipien boten sie ein alternatives Regelwerk an. Sie kritisierten

- erstens, dass Prinzipien wie Namen oder Checklisten oder Überschriften ohne tiefere moralische Substanz funktionieren
- und zweitens kritisierten sie, dass moralisch Handelnde in der Auseinandersetzung mit biomedizinischen Problemen keine direktive Anleitung aus Prinzipien erhalten und allein gelassen würden, mit den Problemen umzugehen. Sie würden aus Prinzipien keine Gewichtung, was zu tun sei, erfahren, was wegen des Theoriemangels permissiv und substanzlos sei.
- Als dritten Kritikpunkt führten sie auf, dass die Prinzipien und Handlungsanweisungen oft miteinander in Konflikt stünden und dass die Konzeption von Beauchamp and Childress zu unbestimmt sei in der Entscheidung von Konfliktsituationen, wegen ihrer Unbestimmtheit und Allgemeinheit keine normative Führung hätte.

Opioidanalgetika

Der Hippokratischen Tradition folgend „sei nützlich oder zumindest schade nicht" wurde in der ärztlichen Tradition die Gutwilligkeit ärztlichen Tuns vorausgesetzt. Wenn eine Heilung nicht möglich war, so wurde die Verringerung von Leiden, speziell die Schmerzlinderung oder -aufhebung angestrebt. Dabei spielten Opiate seit vorwissenschaftlicher Zeit eine unverzichtbare Rolle als Bestandteil vieler Heilmittel. Sie konnten von Ärzten und Pharmazeuten unkontrolliert verabreicht werden, nach Gutdünken oder finanziellen Mitteln der Betroffenen oder nach der Verfügbarkeit. Nach Winfried Hoerster (2002) wurde die sedierende Wirkung von Opium von den Babyloniern schon um 4000 v. Chr. genutzt. Um 2000 v. Chr. verwendeten die Ägypter es zur Beruhigung von Kindern. 700 v. Chr. berichteten assyrische Schriften von der Schmerzlinderung durch Opium, 1000 n. Chr. auch Avicenna, 1500 n. Chr. setzte es Paracelsus als Schmerzmittel und Narkotikum ein.

Um 1804 gelang dem Apothekergehilfen Friedrich Sertürner (1783 - 1841) die Reindarstellung von Morphin, das er nach Selbstversuchen nach Morpheus, dem Gott des Schlafes, benannte. Dadurch war eine exakte Verabreichung für vielerlei Beschwerden möglich, speziell für die Behandlung starker Schmerzen. Mit der Erfindung und zunehmenden Verbreitung der Injektionsspritze in der Mitte des 19. Jahrhunderts stellten sich auch Fälle von Missbrauch mit Gesundheitsschäden und Todesfällen ein. Gleichzeitig entstand ein ökonomisch interessanter Markt für Opium und Opioidanalgetika. Die Entwicklung neuer Substanzen und ihr Vertrieb gewannen so zunehmendes politisches Interesse.

Die erste internationale Drogenkonferenz wurde 1909 in Shanghai durchgeführt. Der erste Drogenkontrollvertrag wurde 1912 Im Hague unterzeichnet. Nach der Einrichtung des Internationalen Narcotic Control Board (NCB) bewirkte vor allem die sogenannte Single Convention 1961 eine strenge Reglementierung. Abschreckende Vorschriftsmaßnahmen sollten die Geißel der Drogensucht eindämmen, trafen aber die Schmerzkranken. Es kam zu einer weltweiten Verknappung für medizinische Zwecke, sodass selbst Patienten nach Polytrauma und mit postoperativen Schmerzen unzureichend behandelt wurden.

Nachdem die gesetzliche Überregulierung zu einer Verknappung selbst in der Behandlung von Krebsschmerzpatienten geführt hatte, erhoben sich am Ende des 20. Jahrhunderts wieder Plädoyers für eine Lockerung der Begrenzung, für mehr Verabreichung und Produktion. Dies wurde von der Weltgesundheitsorganisation gefordert, in Deutschland von Politikern, Theologen, Juristen und Ärzten, speziell von Schmerzexperten.

Damals setzten auch verstärkt Strömungen ein, die Entscheidungsvollmacht der Ärzte einzuschränken und mehr auf Patienten zu verlagern im Sinne eines partnerschaftlichen Modells, der Konzeption des *shared decision making*, sodass die Entscheidung der Patient trägt, allerdings nach geforderter Aufklärung durch den Arzt.

Portenoy und Foley (1986) publizierten eine Pionierarbeit über die längerfristige Anwendung von Opioidanalgetika bei Schmerzzuständen nicht-maligner Genese. Dadurch entwickelten sich weltweit lebhafte Diskussionen, speziell auch in Deutschland. Sie zeigten auf, dass damals viele Experten Opioide langfristig verabreicht, doch dies nicht veröffentlicht hatten. Ergebnis war die bis zur Gegenwart anhaltende Zunahme des Verbrauchs von Opioidanalgetika.

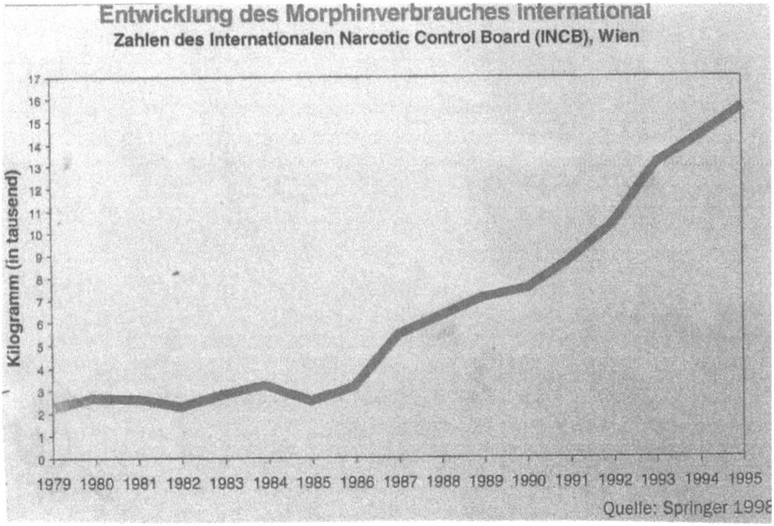

Abb. 2 Morphinverbrauch nach dem Internationalen Narcotic Control Board (INCB) von 1979 bis 1995 (vgl. Wörz 2003).

Als sich die Schmerzmedizin als eigenes Gebiet zu entwickeln begann, wurden die Fragen zunehmend nicht nur aus dogmatischer Position, von oben herab angegangen, sondern durch empirische Studien. Die Vorstellungen, dass Opioidanalgetika „Betäubungsmittel“ seien, dass sie zwangsläufig „süchtig machen“, sind heute überholt, allerdings auch die Vorstellung, dass damit Schmerzen nicht nur gelindert, sondern generell aufgehoben werden könnten. Tatsächlich ergaben aber viele Beobachtungen, dass mit der Erleichterung der Atmung und dem Rückgang des starken Schmerzes mit unerträglichen Auswirkungen eine Verlängerung des Lebens, vor allem in guter Qualität möglich wird. Menschliche Grundwerte wie Würde und Autonomie sind mit den Betroffenen neben der Leidensminderung auf möglichst partnerschaftlicher Ebene zu besprechen, um human annehmbare Entscheidungen im rechtlichen Rahmen zu treffen. Gerade bei schweren Schmerz- und allgemeinen Leidenszuständen schweben die ethischen Werte nicht absolut (latein. absolutus = losgelöst) über der Condition humaine, der damit verbundenen Vulnerabilität, der Bedürftigkeiten und Wünsche von Menschen.

Die systematische Auseinandersetzung mit dem Problem des Schmerzes, der angemessenen Diagnostik und Behandlung von Schmerzpatienten begann in den 1970er Jahren. In jener Zeit wurden Opioidanalgetika als die am stärksten bekannten Schmerzmittel bei Krebsschmerz noch vorwiegend bedarfsweise injiziert. Damals bestand ein vereinzelter Missbrauch von Morphin und anderen Opioidanalgetika speziell durch Injektionen bei Medizinalpersonen und bei Kriegsopfern mit heftigen Post-Amputationsschmerzen. Der vereinzelte Morphinismus hat eine lange Tradition gehabt, während sich die Drogenszene in Deutschland vor allem seit den 1960er Jahren verbreitete.

Schmerz und Drogenabusus

Empirisch ergab sich, dass sich chronische Schmerzpatienten und Drogenabhängige in Alter, sozialer Stufe und Persönlichkeit unterscheiden, dass Opioidkonsum keinesfalls zu Abhängigkeit und Toleranzentwicklung führen muss, dass selbst bei langjähriger Einnahme eine Verringerung bis völlige Beendigung des Gebrauchs möglich ist. Allerdings gibt es eine zahlenmäßig schmale Grauzone von wenigen Prozent zwischen den Gruppen mit chronischem Schmerz und Drogenabhängigkeit.

Nachdem die Opioidregulationen am Ende des 20. Jahrhunderts deutlich gelockert wurden, mit der gleichzeitigen Einschränkung des ärztlichen Paternalismus und dem Hervorheben der Patientenautonomie, kam es wieder zu einer Ausbreitung von Opioidanalgetikamissbrauch und -abhängigkeit, mit somatischen, psychischen und sozialen Schäden. Diese Problematik hat sich mit zunehmender Verordnung von Opioidanalgetika vor allem in den USA entwickelt: In den letzten Jahrzehnten sind die Verordnungszahlen dort um fast 400% gestiegen (Manchikanti 2010). Eine weltweite Flut von Todesfällen durch Opioidanalgetika wurde befürchtet, speziell durch Überdosierung (Okie 2010, Manchikanti et al. 2012). Doch war der Anstieg der Opioidanalgetika bei nicht-tumorbedingten Schmerzen in der Bundesrepublik Deutschland von 2000 – 2010 mit 37% wesentlich geringer als in den USA (Schubert et al. 2013). Auch die berichteten Todesfälle in Zusammenhang mit dem Konsum von Opioidanalgetika waren hier vergleichsweise viel niedriger.

Im Falle von Abhängigkeits- und Suchtentwicklungen auf dem Gebiet der Schmerzmedizin werden die Betroffenen mit Fragen der Autonomie und Würde konfrontiert, sodass sich Konflikte zwischen nutzbringender Wirkung und ungewollter Schädigung in diesem Zusammenhang einstellen können (Ballantyne und Fleisher 2009). Während Ärzte sich dem Prinzip der Nicht-Schädigung (non-maleficience), nützlich zu wirken und Gutes zu tun (beneficience) verpflichtet sind, pochen Patienten zunehmend auf ihre Selbstbestimmung (nicht im Sinne moralischer Selbstgesetzgebung), sodass sich Folgeprobleme in Verbindung mit Übergebrauch und Schädigungen durch Opioidanalgetika eingestellt haben.

Besonders schwierige medizinethische und –rechtliche Fragen und Konflikte eröffnen sich, wenn Drogenabhängige oder zu einer anderen Sucht neigende Menschen von starken Schmerzen betroffen sind und keine Erfolg versprechenden anderen Möglichkeiten existieren als eben die Verabreichung von Opioidanalgetika. Die Autonomie der Betroffenen ist dabei aufgehoben, oft mit würdelosen Verhaltensweisen und Kriminalität im Rahmen der Drogenszene verbunden. Gleichzeitig ergeben sich Konflikte mit dem Schutz von Öffentlichkeit und gesetzlichen

Vorgaben. Die ärztliche Tradition strebt Schadensvermeidung und Nutzen für Patienten und Allgemeinheit an. Gleichzeitig ist aber Schmerzlinderung als fundamentales Menschenrecht vorgegeben, sodass es für den behandelnden Arzt keinen Königsweg aus der schwierigen Situation gibt, zumal auch das Risiko illegaler Handlungen durch die Abhängigen im Raum steht.

Eine gewisse Balance aus den sich widerstreitenden ethischen Werten und gesetzlichen Vorgaben kann in der Übernahme einer Behandlung unter außergewöhnlichen Bedingungen liegen – festgesetzte Behandlungsintervalle, striktes Einhalten von Vereinbarungen, implizit der regelmäßigen somatischen, psychischen und sozialen Kontrolle. Auf typische Verhaltensauffälligkeiten („Verlust von Rezepten, Diebstahl von Medikamenten" usw.) ist zu achten. Wenn süchtige Schmerzpatienten über Täuschung, Lügen oder Betrug in den Besitz von Opioiden zu gelangen versuchen, stellen sich neben moralischen auch rechtliche Fragen.

Wiederkehrend besteht die klinische Grundüberlegung, das Nutzen-Risikoverhältnis einzuschätzen, eine Balance herzustellen zwischen rechtlichen und medizinethischen Vorgaben und den Ansprüchen der Betroffenen, sofern die Befähigung zur vernünftigen Entschluss- und Willensbildung vorliegt. Ihr Funktionieren in sozialer Umwelt, möglichst in Beruf und Familie ist als wichtige Größe in Rechnung zu stellen. Eine Zuspitzung der Problematik ist gegeben, wenn Betroffene durch starke Schmerzen in Suizidalität geraten. Der Wert des Lebenserhalts steht hier im europäischen Kulturraum mit dem Autonomieprinzip in Konflikt.

In der Schmerzmedizin führten vor allem (unreflektierte) medizinische Behandlungen medikamentöser und operativer Art seit den 1950er Jahren zu schweren Komplikationen. Der sich damals entwickelnde medikamentöse Ergotismus mit peripheren Gefäßkrankheiten, Herzinfarkten und Schlaganfällen als Folge (Literatur Diener und Wilkinson 1988) ist zwischenzeitlich gut gelöst, durch die Entwicklung besser verträglicher Migränemittel wie Triptane und prophylaktische Verfahren.

In der Bundesrepublik Deutschland kommt es durch nichtsteroidale Antirheumatika, Paracetamol und Kopfschmerzmittel zu mehr gravierenden Schäden bei Schmerzpatienten als durch Opioidanalgetika. Aber auch auf diesem Gebiet wurden in den letzten Jahrzehnten Fortschritte im Dienst von Schadensvermeidung und Lebenserhalt der Betroffenen erzielt. Ein Beispiel:

Fr. W. S. geb. 1929, verunglückte 1952 durch Absturz eines Segelflugzeugs. Sie zog sich dabei mehrere Wirbelfrakturen, schwere Becken- und Beinverletzungen zu. Zunächst erfolgte eine konservative Behandlung, doch musste dann ein Bein amputiert werden. Sie entwickelte tägliche Kopf-, Nacken-, Rücken-, Becken- und Phantomschmerzen, bei denen sie vermeintlich den Gips an ihrem Bein spürte, der nach dem Unfall angelegt wurde.

1977 erfolgte die Überweisung zur weiteren Mitbetreuung von dem behandelnden Internisten wegen einer zunehmenden Nierenfunktionsstörung bei Analgetikanephropathie mit drohender Dialysepflicht. Sie war damals von einem Phenacetin-Barbiturat-Koffein-haltigen Schmerzmittel und von einem Antihistaminikum abhängig geworden. Nach der schwierigen Entzugsbehandlung normalisierte sich die Nierenfunktion und die Dauerkopfschmerzen gingen zurück. Durch systematische Gewichtsabnahme besserten sich die Rückenschmerzen innerhalb eines Jahres wesentlich. Die persistierenden Becken- und Beinschmerzen wurden in Verbindung mit einer niedrigen Psychopharmakotherapie und einem Opioidanalgetikum gelindert, wenngleich keine anhaltende Schmerzfreiheit während ihrer 37 Jahre andauernden Mitbehandlung erreicht wurde. Die Patientin benötigte täglich schmerzlindernde Medikamente bis zu ihrem Tod 2014.

Im operativen Bereich hat das früher übliche mechanistische Vorgehen in obsoleter Konzeption eines Reiz-Reaktionsschemas vielfach schwere Schädigungen herbeigeführt, speziell wenn Eingriffe mit irreversiblen Folgen erfolgten. Die gesamte Problematik destruierender operativer Verfahren kann in diesem Rahmen nicht erörtert werden, doch soll ein Beispiel zur Veranschaulichung dienen.

Fr. E. D. (1912 -1981) wurde 1949 wegen einer Zyste am linken Oberkiefer operiert. Wegen einer Infektion erfolgten mehrere Nachoperationen. Im Lauf von zwei Jahren entwickelte sich ein Dauerschmerz. Die Extraktion sämtlicher Zähne führte zu keiner Besserung. Es erfolgten 10 Operationen an der linken Nasennebenhöhle, später mehrere Operationen der Siebbeinzellen und der Stirnbeinhöhle, nach Erfolglosigkeit fünf periphere Eingriffe an den Ästen des N. trigeminus in der Mundhöhle. Danach wurde eine Alkoholinjektion in das Ganglion Gasseri (Nervengeflecht des N. trigeminus) durchgeführt, dann eine Operation am Trigeminussystem nach Frazier, danach eine weitere nach Dandy. 1972 führte eine stereotaktische Thalamotomie zu keiner anhaltenden Besserung ihrer Schmerzen, aber zu einem spastischen Halbseitensyndrom.

Bei der Untersuchung durch den Berichterstatter 1976 zeigten sich bei der von einer heftigsten Anästhesia dolorosa gequälten Patientin abgrundtiefe Traurigkeit, Verzweiflung, Unruhe und Getriebenheit. Ihre Persönlichkeit war auf das unentwegte Erleben unerträglichen Schmerzes eingeengt, den sie als „Höllenqualen ohne Ausweg" schilderte. - Weitere Therapieversuche mit verschiedenen Medikamenten und der Implantation einer Dauerelektrode in den Hirnstamm führten zu keiner grundlegenden Besserung bis zu ihrem Tod im Alter von 69 Jahren.

Ähnliche Verläufe, Erfahrungen und Verlaufsuntersuchungen haben dazu geführt, dass destruierende Operationen im Falle von Schmerz ihre Bedeutung fast ganz verloren haben, dass operative Eingriffe nach dem aktuellen Stand der Wissenschaft vorwiegend zur Beseitigung von Ursachen erfolgen. Mit der Fortentwicklung technischer, speziell apparativer Verfahren in Intensivmedizin und in der Schmerzmedizin speziell, wie die Verwendung von Pumpen und Ports für die Zufuhr hochwirksamer Analgetika (wie Morphin und Fentanyl), antispastisch wirkender Substanzen wie Baclofen und neuer Stoffe wie Ziconotid ergaben sich nicht nur Herausforderungen wie flächendeckende Versorgung, sondern auch neue moralische Aspekte in Bezug zu Gerechtigkeit in ihren ökonomischen und sozialen Dimensionen.

24. Schmerzmedizin im ethisch-rechtlichen Bezug

Medizin wird in einem rechtlichen Rahmen verwirklicht. Das gilt auch für Schmerzmedizin. Dabei sollen Recht und Gesetz mit Gerechtigkeit in Beziehung stehen. Sie sind damit aber nicht identisch. Humanmedizin beachtet entsprechend Natur- und Menschenrechte, auf die ein allgemeiner Anspruch besteht und auch die „positiven" (von latein. ponere = setzen) Gesetze durch Festlegung oder Vereinbarung, mit ihrem Grenzgebiet zu Willkür. Die Idee unveräußerlicher Menschenrechte hat in Verfassungen, Willenserklärungen und Gesetzen dazu geführt, Gesundheit und Leidensverhütung zu gewähren. Sie besitzen so uneingeschränkt Rechtscharakter.

Der historische und philosophische Hintergrund reicht weit zurück über den Beginn von Neuzeit und Aufklärung mit der verstärkten Anerkennung des menschlichen Subjekts und von individuellem Leiden bis ins Altertum. Nachdem der Eid des Hippokrates und Forderungen aus dem Corpus Hippokraticum in Teilen 2400 Jahre nach ihrer Aufstellung aber nicht mehr zeitgemäß waren (vgl. Geschwandtner- Andreß 1993, Eigler 2003), veröffentlichte die World Medical Association 1948 als eine Art überarbeitete Version das

Genfer Gelöbnis für Ärzte

„Im Zeitpunkt meines Eintritts in den ärztlichen Beruf verpflichte ich mich feierlich, mein Leben dem Dienste der Menschheit zu weihen. Ich werde meinen Lehrern die schuldige Achtung und Dankbarkeit wahren. Ich werde meinen Beruf gewissenhaft und würdig ausüben. Die Gesundheit meiner Patienten wird meine erste Sorge sein. Ich werde das Geheimnis dessen, der sich mir anvertraut, wahren. Mit allen mir zur Verfügung stehenden Mitteln werde ich die Ehre und die stolzen Überlieferungen des Ärzteberufes aufrecht erhalten. Meine Kollegen sollen meine Brüder sein.

Ich werde es nicht zulassen, dass religiöse, nationale, rassische, Partei- oder Klassengesichtspunkte zwischen meine Pflicht und meine Patienten drängen. Ich werde das menschliche Leben von der Empfängnis an bedingungslos achten. Selbst Drohungen werden mich nicht dazu bringen, meine ärztlichen Kenntnisse entgegen den Pflichten der Menschen anzuwenden. Ich gelobe dies feierlich, frei und auf meine Ehre."

(Generalversammlung des Weltärztebundes 1948 in Genf)

Mit der Erweiterung der Auffassung, dass Schmerz nicht nur ein nützliches biologisches Warnzeichen, ein sinnvolles Krankheitssymptom ist, sondern auch eine schädigende Kraft bzw. ein Schmerzkrankheit, wurde der Komplex in den Geltungsbereich von Menschenrechten, von öffentlichem und privatem Recht einbezogen. Thematik und Umsetzung der Menschenrechte gewannen nach den Exzessen von Unmenschlichkeit im 20. Jahrhundert an Aktualität.

Schmerzbehandlung als Menschenrecht

Bei heftigen akuten, häufig auftretenden intermittierenden und starken chronischen Schmerzen wurden Erhöhungen von Morbidität und sogar Mortalität festgestellt (Cousins et al. 2004). Sie haben Auswirkungen auf die von Alfons Auer so vertretenen drei Grunddimensionen des Menschen – Naturalität, Personalität und Sozialität. Darüber hinaus bewirken sie ökonomische Nachteile für die Betroffenen, ihre Familie und die Gesellschaft. Mit zunehmender Bekanntheit dieser Erkenntnisse wuchsen die Bemühungen um angemessene Schmerzlinderung, wobei früher sogar Forderungen nach Schmerzfreiheit erhoben wurden. Da jedoch Schmerzfreiheit nicht gewährleistet und deshalb auch nicht moralisch oder rechtlich eingefordert werden kann, wurden die Ansprüche auf das Standardniveau angemessener Schmerzbehandlung zurückgesetzt. Wird Standarddiagnostik und -behandlung nicht eingehalten, so kann das zu berufsrechtlichen und strafrechtlichen Sanktionen führen.

Im 20. Jahrhundert haben nationale und internationale Körperschaften *Schmerzlinderung* als Patientenrecht gefordert, so die Weltgesundheitsorganisation (WHO). Schon in den 1980er Jahren hat sie Agenda für die angemessene Kontrolle von Krebsschmerz veröffentlicht und Schmerzlinderung später als universales Menschenrecht (WHO 2002) propagiert. Gleichzeitig wurde die Deregulierung der eingeschränkten Opioidverfügbarkeit von der WHO (2000), von internationalen Gesellschaften wie die IASP und nationalen Verbänden verlangt.

Systematische Schmerztherapie, besonders die Bekämpfung unerträglichen Schmerzes wird seit der zweiten Hälfte des 20. Jahrhunderts gefordert. Einwände, dass Schmerz als Symptom sinnvoll sein kann, wurden immer mehr zurückgedrängt bis schließlich sogar Utopien propagiert wurden. So bekamen programmatische Unternehmungen wie „schmerzfreie Pflege“ oder „schmerzfreie Stadt Münster“ finanzielle Unterstützung aus der Öffentlichen Hand. Bei den führenden Wissenschaftlern und klinischen Experten dominiert dabei hingegen zunehmend eine vernünftige Einstellung mit abwägender Bewertung realer Möglichkeiten und der Kenntnis überzogener Forderungen bezüglich der Grenzen sinnvoller Schmerzdiagnostik und -behandlung.

Im Falle unerträglicher Schmerzen gilt der moralische Imperativ von Vermeidung und Hilfe. Er besitzt eine objektive Verbindlichkeit und kann aus religiösen Vorgaben ebenso abgeleitet werden wie aus universal festgelegten Menschenrechten, so aus der *Charta der Menschenrechte der Vereinten Nationen (1948)*. Relevant sind:

Artikel 5: Niemand darf der Folter oder grausam, unmenschlicher oder erniedrigender Behandlung oder Strafe unterworfen werden. - Bei Folter spielt Schmerz eine wichtige Rolle, wenngleich sie sich bekanntlich darauf nicht beschränkt. Das Zufügen von Schmerz wird dabei instrumentell zum Erreichen eines Zwecks eingesetzt.

Artikel 25: Recht auf Wohlfahrt: Jeder hat das Recht auf einen Lebensstandard, der seine und seiner Familie Gesundheit und Wohl, einschließlich Nahrung, Kleidung, Wohnung, ärztliche Versorgung und notwendige soziale Leistungen gewährleistet.

Zur Folter hat sich Montaigne (1533-1592) schon 1580 sehr kritisch geäußert:

„Die Folter ist eine gefährliche Erfindung; es sieht so aus, als ob man damit eher die Geduld als die Wahrheit ermitteln könnte. Wer die Qualen der Folter aushalten kann, sagt die Wahrheit nicht, und wer sie nicht aushalten kann, auch nicht: Denn warum sollte ich durch Schmerzen eher dazu gebracht werden, etwas zu gestehen, was wirklich gewesen ist, als ich durch sie gezwungen werde, etwas auszusagen, was gar nicht geschehen ist. Und umgekehrt: Wenn einer, der die Tat, deren er beschuldigt wird, nicht getan hat, so widerstandsfähig ist, dass er diese Qualen aushält, warum sollte dann einer, der sie wirklich getan hat, nicht so standhaft sein, wenn ihm doch ein so schöner Lohn winkt, nämlich das Leben? … Was sagt man, was tut man nicht alles, um so furchtbaren Schmerzen zu entgehen? Auch Unschuldige zwingt der Schmerz zu lügen…“ (187)

Im EU-Grundrecht sind Gesundheitsvorsorge und Schutz der Gesundheit festgelegt. Ableitungen aus dem Gesundheitsschutz beinhalten auch das Recht auf medizinische Versorgung, in diesem Zusammenhang auf angemessene Schmerztherapie. Damit ist die Verhütung von vielerlei Schädigungen und nachfolgenden Schmerzzuständen verbunden. Auch die Früherkennung potenziell schmerzhafter Krankheiten ergibt sich als Forderung aus dem Gesundheitsrecht. Es kann allerdings mit dem Wert der Selbstbestimmung kollidieren.

Die heute in der Bundesrepublik Deutschland an die oberste Stelle der Werteordnung gesetzte *Menschenwürde* steht in Zusammenhang mit dem Begriff der Autonomie. Für Kant ist „*Autonomie der Grund der Würde*" (KpV). Der Begriff der Autonomie ist zwar vieldeutig, doch weniger undefiniert, vieldeutig und vage als derjenige der Menschenwürde. In unserer Rechtsordnung mit Ausgang vom *Grundgesetz* von 1949 genießen die Begriffe Menschenwürde, Autonomie und Freiheit in konzeptioneller Verbindung größtes Ansehen und stehen auf den ersten Rängen - vor den eher mit der medizinischen Tätigkeit verbundenen Werten des Lebenserhalts, der Leidensminderung, der Hilfeleistung in Krankheit oder Not:

Nach Artikel 1 (1), der Unantastbarkeit der Würde des Menschen, dem Bekenntnis zu unverletzlichen und unveräußerlichen Menschenrechten und der Grundrechtsbindung der staatlichen Gewalt steht die Freiheit des Individuums mit ihrem Recht auf ihre Persönlichkeitsentfaltung an zweiter Stelle der Werteskala:

Artikel 2 (1) Jeder hat das Recht auf die freie Entfaltung seiner Persönlichkeit, soweit er nicht die Rechte anderer verletzt und nicht gegen die verfassungsmäßige Ordnung oder das Sittengesetz verstößt.

(2) Jeder hat das Recht auf Leben und körperliche Unversehrtheit. Die Freiheit der Person ist unverletzlich. In diese Rechte darf nur auf Grund eines Gesetzes eingegriffen werden.

Wenn diese Abfolge als Wertung aufgefasst wird, so stehen Menschenwürde, Autonomie, das Recht auf die freie Entfaltung der Persönlichkeit sogar vor dem in medizinischer Hinsicht besonders interessierenden Recht auf Leben und körperliche Unversehrtheit und vor dem Gebot „Du sollst nicht töten!“.

Das deutsche Grundgesetz begründet durch Artikel 2 (2) das Recht auf Schmerzbehandlung. Angemessene Schmerztherapie kann durch zivilrechtliche, strafrechtliche oder berufsrechtliche Androhungen bzw. Maßnahmen gefordert werden. Dies gilt selbstverständlich nur für behandlungsbedürftige Schmerzzustände, nicht für vorübergehende Empfindungen oder Episoden mit geringem Leidens- oder Beeinträchtigungscharakter. Das „*Recht auf Schmerzbehandlung*“ ergänzt moralische Regeln und Verpflichtungen. Der frühere Vorsitzende Richter am Bundesgerichtshof Klaus Kutzer (1991) hat formuliert:

„Schwerste, als unerträglich empfundene Schmerzen können die Persönlichkeit des Kranken zerstören und seine Würde verletzen. Deshalb darf das Recht jedem auch nur möglicherweise erfolgreichen, medizinisch vertretbaren Versuch, schwersten Schmerzen vorzubeugen, sie zu beseitigen oder zu lindern, nicht hindernd im Wege stehen. So erscheint bei Versagen aller sonstigen palliativ-medizinischen Möglichkeiten auch eine Sedierung (gezielte Dämpfung bis hin zur Ausschaltung des Bewusstseins) zulässig. Die Juristen haben die Entscheidung des seinem ärztlichen Können, seiner sozialen Verantwortung und seinem Gewissen verpflichteten Arztes zur Schmerzbekämpfung zu respektieren und können nur dann eingreifen, wenn er ärztlich gebotene Bemühungen um eine wirksame Schmerztherapie unterlässt, sie in grob fehlerhafter Weise praktiziert oder aktive Sterbehilfe leistet“.

25. Zur schmerzmedizinischen Begutachtung

Begriffsbestimmung: Ein Gutachten ist eine schriftliche Ausführung oder mündliche Aussage eines Sachverständigen zu Fragestellungen, die sein Fachgebiet betreffen. Die Begutachtung ist ein Handlungsablauf, ein Prozess, das Gutachten als Ergebnis ein Werk. – Der Begriff des Gutachtens wird im Gesetz selber nicht definiert, doch ist in einem Urteil des BSG (B 2U10/07R, 05.02.2008) festgehalten: Dem allgemeinen Sprachverständnis folgend fällt darunter nicht jedwede Äußerung oder Stellungnahme eines medizinischen oder technischen Sachverständigen zu einzelnen Aspekten des Verfahrensgegenstandes, sondern nur die umfassende wissenschaftliche Bearbeitung einer im konkreten Fall relevanten fachlichen Fragestellung durch den Sachverständigen.

In der Erkenntnis muss die Methodik dem Gegenstand angemessen sein. Die Exaktheit der Methode richtet sich (auch bei der Begutachtung) nach dem Gegenstandsbereich (Aristoteles NE I). Beim Materialgutachten liegt eine Subjekt-Objekt-Beziehung vor, in dem naturwissenschaftliche Methodik mit Erklärung gefordert wird. Das naturwissenschaftliche Modell in der Medizin mit der traditionellen Bestimmung von

- Ätiologie
- Pathogenese
- Symptomatik
- Diagnose und
- Prognose, falls möglich,

hält sich an Fakten und ist kausal orientiert.

Hingegen geht die personale Medizin, wie sie Ludolf von Krehl (1861-1937) begründet hat, vom Individuum, vom Subjekt, dem Urheber von Handlungen aus, der Zwecksetzungen und Ziele hat. Der Patient/ der Proband weist Eigenarten auf und befindet sich in einer bestimmten Situation, in einer sozialen Umwelt und Kultur. Während die Intention beim zu Begutachtenden in der Regel die Anerkennung von Behinderungen bzw. Ersatz von Schaden und Wiedergutmachung bzw. ausgleichende Gerechtigkeit anstrebt, sucht der Schmerzpatient in der kurativen Medizin Hilfe in einer Notlage, Linderung seines Leidens.

In der Naturwissenschaft zählt das Objektive. Das Subjektive ist hingegen unbedeutend. Gerade in der Schmerzmedizin steht aber das individuelle Leiden in Verbindung mit Einschränkungen der Freiheitsgrade und der Lebensgestaltung im Vordergrund. Bei der Begutachtung von Schmerzpatienten ist die intrinsische Menschenwürde zu beachten: Der zu Begutachtende ist nicht nur Objekt, er besitzt vielmehr einen Eigenwert. Beim Erstatten eines schmerzmedizinischen Gutachtens besteht in der Regel eine Subjekt-Subjekt-Beziehung, gleichzeitig aber eine Subjekt-Objekt-Beziehung, da der erkennende und urteilende Gutacher die Problematik angemessen zu erfassen und zu bewerten hat.

Die Beurteilungen in Gutachten nach Aktenlage können auf weniger Erkenntnisquellen zurückgreifen als solche mit zusätzlicher persönlicher Untersuchung und sind deshalb im Ergebnis unsicherer – so wie die Beschreibung eines Gemäldes einen weniger trefflichen Einblick verschafft als die direkte Betrachtung. Dabei soll die Darstellung des Sachverhaltes (von Fremduntersuchungen) aus zwei Gründen chronologisch dargestellt werden – zum einen, weil der Gutachter dadurch selber einen Überblick über die Gesamtproblematik erhält und weil er zum anderen intensiv mit dem Sachverhalt vertraut wird. Diagnostische und therapeutische Maßnahmen in bereits erfolgten Gutachten sollen kurz und wertungsfrei dargestellt werden (Dertwinkel, Graf-Baumann und Zenz 2001).

Die Rollen des Arztes sind in der kurativen Medizin und bei der Begutachtung grundverschieden. In der kurativen, diagnostischen, therapeutischen und präventiven Medizin ist der Arzt Bewahrer menschlichen Lebens, Helfer seines Patienten, ein Ratgeber, Begleiter und Zuhörer, ein Reparateur von Schädigungen bzw. Funktionsstörungen. Hingegen muss der Gutachter neutral, unparteiisch, objektiv und unbefangen sein. Er soll sein Gutachten fristgerecht und mängelfrei erstatten. Vom Gutachter werden große Erfahrung und profunde wissenschaftliche Kenntnisse verlangt. Wenn seine Kompetenz überfordert wird, so kann und sollte der Gutachtenauftrag abgelehnt werden, ebenso bei Befangenheit etwa durch gleichzeitige kurative Betreuung oder eine Abhängigkeit. Insofern ist die immer noch geübte Praxis der Gutachtenerstellung durch Beschäftigte Berufsgenossenschaftlicher Kliniken, in denen die Betroffenen behandelt werden, moralisch fragwürdig.

Der Gutachter ist zur objektiven Einstufung des Schädigungs- bzw. Beeinträchtigungsausmaßes und der Beurteilung des Leistungsvermögens verpflichtet (Hausotter 2016), auch unter Beachtung sozialer Gerechtigkeit. So haben Widder und Aschoff (1995) zur Beurteilung von Patienten mit somatoformen Schmerzstörungen, die speziell auch für Schmerzkrankheiten gültig ist, eine *Indizienliste* von pragmatischem Nutzen aufgestellt.

Tabelle 5: Indizienliste zur Beurteilung des Leistungsvermögens (nach Widder und Aschoff 1995, gekürzt)

a) Allgemeine Indizien
Unbeobachtetes Gangbild
Spontanmotorik
Fähigkeit zum Stillsitzen
An- und Auskleiden
Handverschwielung
b) Indizien im Tagesablauf
Schlaf
Aufstehen
Körperpflege
Tätigkeiten im Haushalt
Hobbies
soziale Aktivitäten
sexuelle Aktivitäten
Sport
Urlaub
Spaziergänge
Autofahren
c) Indizien in der Schmerzbeschreibung
Schilderung
Lokalisation
Häufigkeit
Intensität
Körperhaltungsabhängigkeit
Tätigkeitsabhängigkeit
d) Ausschluss einer hirnorganischen Störung
Konzentrationsfähigkeit
Merkfähigkeit
- für Altbekanntes
- für Wichtiges
- für Routinedinge

Bernhard Kügelgen hat kennerschaftlich hervorgehoben, dass Schmerz ein vielschichtiges anthropologisches Problem ist und keine Diagnose darstellt. Apparative Diagnostik „verleiht leicht einen unangemessenen Eindruck von Objektivität … nicht der Schmerz, sondern die Folgen des Schmerzes werden begutachtet und sind Gegenstand einer sozialmedizinischen Bewertung" (2001, 14 – 15). Die Informationsquellen für die Bestimmung von Funktionsstörung und Aktivität, von sozialer Beeinträchtigung und Teilnahme sind vielfältig. Gelungene bzw. nicht-gelungene Krankheits- und Schmerzbewältigung können „aus unterschiedlichen methodischen Perspektiven beleuchtet werden" (Naujokat und Kügelgen 2001, 108). Dabei sind verschiedene psychische und soziale Parameter unter Berücksichtigung kulturell mitbestimmten Krankheitsverhaltens zu beachten.

Die Erhebung einer Fremdanamnese ist bei Gutachten in der Regel – Sonderfälle wie Koma oder Demenz ausgeschlossen – nur mit dem Einverständnis des zu Begutachtenden erlaubt. Die Verwertung dieser Daten darf deren Autonomieprinzip nicht beschädigen. Während im Falle der kurativen Medizin das Recht auf Selbstbestimmung der Schmerzpatienten zu respektieren ist, die Therapeuten durch Menschenrechte und Grundgesetz gleichwohl einen Freiheitsspielraum haben, also keinesfalls nur Auftragserfüllende oder gar Befehlsempfänger sein dürfen, ist im Falle der Begutachtung von Versicherten der Schutz der Solidargemeinschaft zu beachten (Dertwinkel, Graf-Baumann und Zenz 2001).

Mit der Begutachtung sind die Begriffe Verdeutlichung, Aggravation und Simulation verknüpft. *Simulation* als ein bewusstes Täuschungsmanöver mit seinem moralischen Bezug ist nach allen empirischen Erhebungen bei Schmerzkranken ein sehr seltenes Phänomen (IASP 1994), während eine *Verdeutlichung* von Leiden, Beschwerden und Beeinträchtigungen in der Situation einer Begutachtung häufig ist - wird doch dabei ein bestimmtes Ziel angestrebt – die Anerkennung einer Minderung der Erwerbsfähigkeit, von Schadensersatz oder eine vorzeitige Berentung. Eine sogenannte *Aggravation* ist im Falle der Begutachtung häufig, nahezu regelmäßig anzutreffen. Bei „Aggravation", d.h. der verdeutlichenden bis übertreibenden Darstellung von Beschwerden, Symptomen und Einschränkungen findet sich eine unbewusste, teilbewusste oder bewusste Überbetonung vorhandenen Leidens und damit verbundener Beeinträchtigungen.

„Unter *Simulation* wird die bewusste Vortäuschung nicht vorhandener körperlicher oder psychischer Krankheitssymptome sowie das absichtliche, gezielte Erzeugen von Krankheitserscheinungen verstanden" (Foerster 2003, 616). Nach Mitteilung von Experten ist Simulation auch bei der Begutachtung selten. Empirische Daten sind allerdings schwierig zu erheben, da die Verursachung und Entstehung des Schmerzes nicht immer klar erkannt werden kann und letztlich die Problematik des stets „Subjektiven" nicht völlig auflösbar ist, wenngleich das Verstehen, der Nachvollzug des Erlebens Anderer in gewissem Umfang prinzipiell möglich ist. Nach der Expertise von Winkler und Foerster 1996 (zitiert nach Foerster 2003, 617) lassen die folgenden Hinweise an Simulation denken.

- Zwischen den ausgeprägten subjektiven Beschwerdeschilderungen und dem Verhalten des Betroffenen in der Untersuchungssituation besteht eine auffällige Diskrepanz.
- Die subjektiv geschilderte Intensität der Beschwerden steht in einem Missverhältnis zur Vagheit der Schilderung einzelner Symptome.
- Angaben zum Krankheitsverlauf sind nicht präzisierbar.
- Das Ausmaß geschilderter Beschwerden steht nicht in Übereinstimmung mit einer entsprechenden Inanspruchnahme therapeutischer Hilfe

- Ungeachtet der Angabe schwerer subjektiver Beeinträchtigungen erweist sich das psycho-soziale Funktionsniveau des Betroffenen mit Alltagsbewältigung als weitgehend intakt.
- Das Vorbringen der Klagen wirkt appellativ, demonstrativ und theatralisch.
- In der Gegenübertragungssituation entsteht die Empfindung des Unechten, des Falschen, gelegentlich auch das Gefühl des Zorns oder Gekränktseins.
- Die Angaben des Probanden weichen erheblich von fremdanamnestischen Angaben ab.

Auch wenn es sich bei diesen fakultativen Gegebenheiten nur um Hinweise handelt, erhebt sich doch die Frage, ob die darin enthaltenen Aufforderungen des Nachforschens bis „Ausspionierens“ die menschliche Würde der Betroffenen tangieren. Im Spannungsverhältnis des zu Untersuchenden mit seiner Freiheit und seinem Eigenwert und den Aufgaben des Gutachters mit der Pflicht zu Unparteilichkeit, medizinisch-wissenschaftlicher Objektivität und Neutralität (Hausotter 2016) sind beiderseitige Defizite in Einsicht und Verstehen begründet.

Aggravation und Simulation sind keine trennscharf unterscheidbare Kategorien. Für ihre Erfassung bzw. Einstufung wurden verschiedene operationalisierte Methoden entwickelt: Die Screening-Methode des *Structured Inventory of Malingered Symptomatology (SIMS),* in deutscher Version der *Strukturierte Fragebogen Simulierter Symptome (SFSS*) besteht aus 75 Items mit fünf Subskalen (Cima M. et al. 2003):

Subskala	Cut off
Neurologische Beeinträchtigung	> 3
Affektive Störungen	> 5
Psychotische Störungen	> 3
Niedrige Intelligenz	> 3
Amnestische Störung	> 2
Gesamt-SFSS-Score	>16

Ein einfaches Verfahren ist der sog. *Simulationstest nach Rey* (vgl. Lazak 1976). Bei diesem scheinbar schwierigen Gedächtnistest werden 15 Items dargeboten, die sich auf wenige Grundstrukturen zurückführen lassen. Jeder nicht schwerbehinderte, schreib- und lesefähige Proband kann wenigstens 3 x 3 = 9 Items wiedergeben. Der Proband wird informiert, dass er sich 15 Buchstaben und Zeichen unabhängig von der Reihenfolge merken soll. Sie werden 10 Sekunden lang dargeboten, und dann sollen alle erinnerten Zeichen auf einem Blatt Papier wiedergegeben werden. – Werte unter 9 sind auffällig und interpretationswürdig.

A	B	C
1	2	3
a	b	c
○	□	△
I	II	III

Abbildung 3: Simulationstest nach Rey

Spezifisch auf Schmerzpatienten bezogen ist die *Schmerz-Simulations-Skala* nach Leavitt und Sweet (1986). Diese Methodik beachtet explizit die Multidimensionalität und Komplexität chronischen Schmerzes und klinische Symptome, die Informationen über inkongruentes Verhalten und Übertreibung angeben. - Nach eigener Auffassung sollte das Ergebnis all dieser Verfahren nicht zu mechanistischen Schlüssen führen, sondern lediglich der Wahrheitsannäherung dienen, im Bemühen um objektive und angemessene Bewertung, welche letztlich immer eine Einschätzung darstellt. Die erhobenen Ergebnisse, Hinweise und Indizien verbleiben immer interpretations- und erklärungsbedürftig.

Da Gutachtern und den zu Begutachtenden nur eine begrenzte Zeit in Untersuchung und in Informationsübermittlung zur Verfügung steht, stellen Gutachten – gleichgültig, ob sie knapp oder sehr umfangreich gehalten sind, immer Abstraktionen dar. In aller Regel sind sie auf die Kompetenz eines medizinischen Fachgebiets beschränkt, zum Beispiel auf Orthopädie mit Radiologie oder auf Neurologie mit Neurophysiologie. In der Schmerzmedizin ist hingegen die multidimensionale Betrachtung und die holistische Konzeption des bio-psycho-sozialen Modells mit Ausgang von diesen Grunddimensionen des Menschseins heute international anerkannter Standard bei chronischen Verläufen (Gross und Wörz 1978, Egle und Kollegen 2002). Die Beurteilungen des Leistungsvermögens bzw. des Schadens mit Beeinträchtigungen, der Befähigung zu Arbeiten verschiedener Schwere fallen erfahrungsgemäß viel unterschiedlicher aus als die deskriptive Darlegung objektiver Untersuchungsergebnisse und klinischer Befunde.

26. Zusammenfassung und Schlussfolgerungen

Schmerz ist Warnsignal im biologischen Leben und ein wichtiger Faktor in der psychischen Entwicklung zur Person. Er dient dem Erkennen von Ich und Umwelt, ist Korrektiv menschlicher Reifung und sozialer Entwicklung. Entsprechend kann Schmerzerleben einerseits die Ausbildung höherer menschlicher Würde fördern, aber andererseits in heftiger Ausprägung eine schädigende Kraft sein. Wenn anhaltender unerträglicher Schmerz unsägliches Stöhnen, Jammern oder gar Schreien zur Folge hat, jede Bewegung zur Verstärkung führt, kann das die Selbstbestimmung als Komponente menschlicher Würde aufheben. Die besondere Beschäftigung mit dieser Thematik erscheint deshalb geboten.

Auf dem Gebiet von Schmerzdiagnostik und -therapie befinden wir uns in einem nicht abgeschlossenen Auffassungswandel. Schmerz als Epiphänomen oder als Symptom einer Schädigung oder Krankheit repräsentiert nur einen Ausschnitt des Komplexes, zu dem vor allem bei anhaltenden Verläufen die Anerkennung als *eigenständiges Problem* (Bonica 1953) bzw. als *Schmerzkrankheit* (Leriche 1949) kommt.

Nicht alle Formen des Schmerzes haben einen Bezug zu Autonomie, so etwa der akute Schmerz bei einer versehentlichen Verbrennung oder bei mechanischer Schädigung kurzer Dauer, bei einer Elektrisierung oder chemischen Schädigung. Die meisten dieser Erfahrungen laufen in der Zeit der biologischen Reifung ab, sind so kurzdauernd, dass ihre Beeinflussung gar nicht möglich ist, doch Lernprozesse für künftiges Verhalten einsetzen, zur Vermeidung ähnlicher Ereignisse in naher oder ferner Zukunft.

Wenn Schmerzzustände eine lebensfeindliche Kraft sind mit vielfältigen Folgen im somatischen, psychischen, sozialen und sogar ökonomischen Bereich, ist ein direkter Zusammenhang zu ethischen Fragen, speziell zur Selbstbestimmung gegeben. In Grenzsituationen kann unerträglicher Schmerz das Leben bedrohen, zu Suizidalität führen und die Würde des Menschen in Frage stellen. Das ist z.B. der Fall bei einem schmerzhaften Herzinfarkt oder einer Lungenembolie, wenn Einsicht, Entscheidungs-, Urteils- und Handlungsfähigkeit eingeschränkt bis aufgehoben sind. Wenn unter Umständen das Bewusstsein schwindet, ist es oft von Zufällen abhängig, ob die Möglichkeit von Fremdhilfe besteht oder gerufen werden kann.

Die angemessene Behandlung chronischer Schmerzpatienten beachtet die Naturalität, Personalität und Sozialität der Betroffenen, zumindest in der Palliativmedizin auch die Spiritualität. Sie erfolgt im Gegensatz zur Reaktion bei einer akuten physiologischen Schädigung etwa bei Verbrennungen nicht reflektorisch durch Wegziehreaktion oder bei einer schmerzhaften Prellung im Sport nicht mechanistisch durch Kälteanwendung, sie erfordert vielmehr eine breite Sichtweise und Urteilskraft in der Definition Kants, als „das Vermögen, das Besondere als enthalten unter dem Allgemeinen zu denken", in bestimmend-subsumierender oder reflektierend-suchender Art und Weise (Kant 1790: Kritik der Urteilskraft, Einleitung IV). Kompetenz und Urteilsvermögen können durch allgemeine und persönlich erworbene Erfahrung, durch Ausbildung und medizinethische Lehre erworben werden.

In der Schmerzmedizin ist situationsanalytisch im Einzelfall zu prüfen, welche instrumentellen und medizinethischen Vorgehensweisen zu favorisieren sind. Therapeuten, bei denen eine singuläre Behandlungsmaßnahme – sei es Akupunktur, sei es Manualtherapie im Vordergrund steht, können diese Forderung allerdings nicht realisieren. Realität ist, dass eine annehmbare Zufriedenheit leider nicht in allen Fällen zu erreichen ist. Da also unlösbare Ausnahmefälle entstehen können, laufen die Entscheidungen auf Kompromissbildung hinaus. Sie müssen dem Leitwert der Menschenwürde genügen, sollen die Selbstbestimmung beachten und die tradierten medizinischen Werte des Nutzens für den Patienten und der Schadensvermeidung ins komplexe Spiel einbeziehen.

Der Erwerb von Ethik allgemein ist ein Ziel menschlicher Bildung, der von Medizinethik eine wesentliche Voraussetzung für angemessene humanmedizinische Praxis. Die Bedeutung der Ethik, speziell der Medizinethik ist hervorzuheben für das bessere Verständnis des gesamten Komplexes Schmerzerleben und – verhalten, insbesondere aber für bessere Kontrolle unmenschlichen Leidens und seine Verhütung. Ethik und speziell Medizinethik sind als Wesenskomponente in die Schmerzmedizin zu integrieren.

Literatur

Ahmedzai, S.: Palliation of respiratory symptoms. In: Doyle, D., Hanks, G., MacDonald, N. (eds.): Oxford Textbook of Palliative Medicine. London 1994 , 611

Althaus, D., Hegerl, U.: Ursachen, Diagnose und Therapie von Suizidalität. Nervenarzt 75,11 (2004), 1123-1134

Aristoteles: Nikomachische Ethik (NE). Stuttgart: Reclam 2003

Asher, R.: Munchhausen's syndrome. Lancet 1 (1951), 339-341

Auer, A.: Autonome Moral und christlicher Glaube. Düsseldorf: Patmos[2] 1984

Ballantyne, J.C., Fleisher, L.A.: Ethical issues in opioid prescribing for chronic pain. Pain 148 (2010), 365-367

Baumgartner, J.: Palliativmedizin – Definition, abgestufte Versorgung und Organisationsformen. In: Bernatzki, G., Sittl, R., Likar, R. (Hrsg.): Schmerzbehandlung in der Palliativmedizin. Wien / New York: Springer 2004, 1-11

Beauchamp, T.L., Childress, J.F. (1971): Principles of Biomedical Ethics. New York: Oxford University Press 2001

Bengtsson, U., Angervall, L., Ekman, H., Lehmann, L.: Transitional cell tumors of the renal pelvis in analgesic abusers. Scand. J. Urol. Nephrol. 2 (1968), 145-150

Bentham, J. (1824): An Introduction to the Principles of Morals and Legislation. In: Ryan, A. (ed.): J.S. Mill and Jeremy Bentham. Utilitarianism and Other Essays.
London: Penguin Books 2004, 65-112

Bergson, H. (1889): Zeit und Freiheit.
Hamburg: Europäische Verlagsanstalt[2] 1999

Bernatzky, G., Likar, R.: Der Schmerz: Häufigkeit und Entstehung tumorbedingter Schmerzen. In: Bernatzky, G., Sittl, R., Likar, R. (Hrsg.): Schmerzbehandlung in der Palliativmedizin. Wien/New York: Springer 2004, 13-24

Birnbacher, D.: Analytische Einführung in die Ethik.
Berlin / New York: de Gruyter[2] 2007

Birnbacher, D.: Menschenwürde – Skepsis. In: Joerden, Jan C., Hilgendorf, E., Thiele, F. (Hrsg): Menschenwürde und Medizin. Ein interdisziplinäres Handbuch.
Berlin: Duncker & Humblot 2013, 159-175

Birnbacher, D.: Tun und Unterlassen.
Aschaffenburg: Alibri Verlag 2015

Birnbacher, D.: Sterbehilfe – Eine philosophische Sicht.
In: Thiele, F. (Hrsg.): Aktive und passive Sterbehilfe.
München: Wilhelm Fink 2005, 31-42

Blyth, F.M., Macfarlane, G.J., Nicholas, M.K.: The contribution of psychosocial factors to the development of chronic pain: The key to better outcomes for patients? Pain 129 (2007), 8-11

Bohnert A.S.B., Valenstein M., Blair M.J. et al.: Association between opioid prescribing patterns and opioid overdose-related deaths. J. Am. Assoc. 305, 13 (2011), 1315-1321

Bokan, J.A., Ries, R.K., Katon, W.J.: Tertiary gain and chronic pain. Pain 10 (1981), 331-335

Bolles, R.C., Fanselow, M.S.: A perceptual-defensive-recuperative model of fear and pain. Behav. Brain Sci. 3 (1980), 291-301

Bond, M., Breivik, H.: Why pain control matters in a world full of killer diseases. Pain Clin. Updates XII, 4 (2004), 1-4

Bonica, J.J.: The Management of Pain.
Philadelphia: Lea & Febiger 1953

Bonica, J.J.: Management of cancer pain. In: Zimmermann, M., Drings, P., Wagner, G. (eds.): Pain in the Cancer Patient.
Berlin: Springer 1984, 13-27

Bonica, J.J.: Background and clinical characteristics of central pain syndromes. In: Casey, K.L. (ed.): Pain and Central Nervous System Disease. The Central Pain Syndromes.
New York: Raven Press 1991

Boothby, J.L., Thorn, B.E., Overduin, L.Y., Ward, L.Ch.: Catastrophizing and perceived partner responses to pain.
Pain 109 (2004), 500-506

Bousema, E.J., Verbunt, J.A., Seelen, H.A.M. et al.: Disuse and physical deconditioning in the first year after the onset of back pain. Pain 130 (2007), 279-286

Bozzaro, C.: Ärztlich assistierter Suizid: Kann "unerträgliches Leiden" ein Kriterium sein?
Dtsch. Med. Wschr. 140 (2015), 131-134

Bradley, M.M., Silakowski, T., Lang, P.J.: Fear of pain and defensive activation. Pain 137 (2008), 156-163

Breitbart, W.: Suicide risk and pain in cancer and AIDS patients. In: Chapman, C., Foley, K.M. (eds.): Current and Emerging Issues in Cancer Pain: Research and Practice.
New York: Raven Press 1993, 49-65

Breivik, H., Collett, B., Ventafridda, V. et al.: Survey of chronic pain in Europe: Prevalence, impact on daily life, and treatment. Eur J. Pain 10 (2006), 287-333

Brennan, F., Cousins, M.J..: Pain relief as a human right.
Pain Clin. Updates XII, 5 (2004), 1-5

Breslau, N., Davis, G.C., Andreski, P.: Migraine, psychiatric disorders and suicide attemps: an epidemiologic study of young adults. Psychiatry Res. 37 (1991), 11-23

Brown, G.K., Nicassio P.M.: Development of a questionnaire for the assessment of active and passive coping strategies with chronic pain. Pain 31 (1987), 53-64

Buenaver, L.F., Edwards, R.R., Haythornthwaite, J.A.:
Pain-related catastrophizing and perceived social responses: Interrelationships in the context of chronic pain.
Pain 127 (2007), 234-242

Busche, H.: Darf man sich töten? Die klassischen Kontroversargumente bei Thomas von Aquin und David Hume. Universität Mainz: Studienbrief Medizinethik 75130-9-02-S 1, 38-72

Bushnell, M.C., Case, L.K., Ceko, M. et al.: Effect of environment on the long-term consequences of chronic pain. Pain 156 (2015), S42-S49

Cahana, A.: Pain and philosophy of the mind. Pain Clin. Updates XV, 5 (2007), 1-4

Cegla, Th., Kaufmann,S.: Kommunikation mit Schmerzpatienten. Schmerztherapie 25/4 (2009), 16-17

Cima, M., Hollnack, S. Kremer, K. et al.: Strukturierter Fragebogen Simulierter Symptome – Die deutsche Version des „Structured Inventors of Malingered Symptomatology SIMS“. Nervenarzt 74 (2003), 977-983

Cousins, M.J., Brennan, F., Carr, D.B.: Pain relief: a universal human right. Pain 112 (2004), 1-4

Craig, K.D.: Social modeling determinants of pain processes. Pain 1 (1975), 375-378

Craig, A.D.: A new view of pain as a homeostatic emotion. Trends Neurosci. 26 (2003), 303-307

Crombez, G., Eccleston, C., Baeyens, F., Eelen, P.: When somatic information threatens, catastrophic thinking enhances attentional interference. Pain 75 (1998), 187-198

Crombez, G., Vlaeyen, J.W.S., Heuts, P.H.T.G., Lysens, R.: Pain-related fear is more disabling than pain itself: evidence on the role of pain-related fear in chronic back pain disability. Pain 80 (1999), 329-339

Darwin, C.: The Expression of the Emotions in Man and Animals. London: Albermarle 1872

Dasch, B., Blum, K., Gude, P., Bausewein, C.: Sterbeorte: Veränderung im Verlauf eines Jahrzehnts. Dtsch. Ärztebl. 112, 29-30 (2015), 496-504

de La Mettrie, J.O. (1744): L'homme machine. Hamburg: Felix Meiner 1990

Dertwinkel, R., Graf-Baumann, T., Zenz, M.: Die Begutachtung in der Schmerztherapie. In: Zenz und Jurna (Hrsg): Lehrbuch der Schmerztherapie, 2. Aufl., Stuttgart: Wiss. Verlagsges. 2001, 927-937

Descartes, R. (1637): Discours de la Méthode. Hamburg: Felix Meiner 2011, 107

Descartes, R. (1641): Meditationes de prima philosophia. Hamburg: Felix Meiner 1959

Descartes, R.: L'homme. Paris: Theodore Girard 1644

Diener, H.-C., Wilkinson, M. (eds.): Drug-Induced Headache. Berlin-Heidelberg-NewYork: Springer 1988

Düwell, M.: Fähigkeiten – Rechte – Menschenwürde by Martha Nussbaum und Allan G. Wirth. In: Joerden, J.C., Hilgendorf, E.,

Thiele, F. (Hrsg.): Menschenwürde und Medizin. Ein interdisziplinäres Handbuch. Berlin: Duncker & Humblot 2013, 99-118

Eccleston, C.: The attentional control of pain: methodological and theoretical concerns. Pain 63 (1995), 3-10

Eckhardt, A.: Artifizielle Störungen.
Dtsch. Ärztebl. 93, 24 (1996), A-1622-A1626

Edelman, G.M., Tononi, G.: Gehirn und Geist.
Wie aus Materie Bewusstsein entsteht.
München: Dtsch.Taschenbuch-Verlag 2004

Egle, U., Hoffmann, S., Lehmann, K., Nix, W.: Handbuch chronischer Schmerz. Grundlagen, Pathogenese, Klinik und Therapie aus bio-psycho-sozialer Sicht. Stuttgart: Schattauer 2002

Egle, U.T., Hoffmann, S.O.: Das bio-psycho-soziale Krankheitsmodell. In: Egle Hoffmann Lehmann Nix (Hrsg.): Handbuch chronischer Schmerz. Stuttgart New York: Schattauer, 2003, 1-9

Eigler, F.W.: Der hippokratische Eid. Ein zeitgemäßes Gelöbnis? Dtsch. Ärztebl. 100, 34-35 (2003), A-2203-2204

Engel, GL.: The need for a new medical model: a challenge for biomedicine. Science 196 (1977), 129-136

Eriksen, J., Ekholm, O., Sjogren, P., Rasmussen, N.K.: Development of and recovery from long-term pain. A 6-year follow-up study of a cross-section of the adult Danish population.
Pain 108 (2004): 154–162

Eysenck, M.W. (ed.): Anxiety: The Cognitive Perspective. Hove: Psychology Press 1992

Fainsinger R., Tapper, M., Bruera, E.: A perspective on the management of delirium in terminally ill patients on a palliative care unit. J. Palliative Care 9, 3 (1994), 4-8

Fangerau, H.: Psychische Erkrankungen und geistige Behinderung. In: Schulz, S., Steigleder, K., Fangerau, H.P., Paul, N.W.: Geschichte, Theorie und Ethik der Medizin. Frankfurt am Main: Suhrkamp Taschenbuch Wissenschaft[3] 2012, 368-398

Fellsches, J.: Würde. In: Sandkühler, H.J. (Hrsg.): Enzyklopädie Philosophie. Hamburg: Felix Meiner 2010, 3077-3079

Finnerup, N.B., Yezierski, R.P., Sang, Ch.N. et al.: Treatment of spinal cord injury pain. Pain Clin. Updates IX, 2 (2001), 1-6

Flintrop, J.: Euthanasie-Gesetzgebung in den Niederlanden. Transparenz schaffen, Ärzte absichern.
Dtsch. Ärztebl. 97, 3 (2000), A-97-98

Flor, H., Turk, T.C., Rudy, T.E.: Pain and families I. Etiology, maintenance, and psychological impact. Pain 30 (1987), 3-27

Flor, H., Turk, T.C., Rudy, T.E.: Pain and families II. Assessment and treatment. Pain 30 (1987), 29-45

Flor, H., Turk, T.C., Rudy, T.E.: Relationship of pain impact and significant other reinforcement of pain behaviours: the mediating role of gender, marital status and marital satisfaction. Pain 38 (1989), 45-50

Flor, H., Knost, B., Birbaumer, N.: The role of operant conditioning in chronic pain: an experimental investigation. Pain 95 (2002), 111-118

Foerster, K.: Probleme der sozial-medizinischen Begutachtung. In: Egle Hoffmann Lehmann Nix (Hrsg.): Handbuch chronischer Schmerz. Stuttgart New York: Schattauer 2003, 613-622

Foerster, O.: Die Leitungsbahnen des Schmerzgefühls und die chirurgische Behandlung der Schmerzzustände. Berlin und Wien: Urban und Schwarzenberg 1927

Fordyce, W.E.: Behavioral Methods for Chronic Pain and Illness. St. Louis: Mosby 1976

Freyberger, H.J.: Artifizielle Störungen. Fortschr. Neurol. Psychiat. 74 (2006), 591-606

Fritz, J.M., George, S.Z., Delitto, A.: The role of fear-avoidance beliefs in acute low back pain: relationships with current and future disability and work status. Pain 94 (2001), 7-15

Garcia-Campayo, J., Pacual, A., Alda, M. et al: Coping with fibromyalgia: Usefulness of the Chronic Pain Coping Inventory-42. Pain 132 (2007), S68-S76

Gerhardt, V.: Selbstbestimmung. In: Sandkühler, H.J. (Hrsg.): Enzyklopädie Philosophie. Hamburg: Felix Meiner 2010, 2408 -2413

Gert, B.(1966): Die moralischen Regeln. Frankfurt am Main: Suhrkamp 1983. (Original: The Moral Rules. A New National Foundation for Morality. New York 1966)

Gert, B., Culver C.M., Clouser K.D.: Bioethics – a Systematic Approach. Oxford: Oxford University Press[2] 2006

Geschwandtner-Andreß, P.: Fast 2400 Jahre alt und noch immer im Gespräch: Der Hippokratische Eid.
Dtsch. Ärztebl. 90, 50 (1993), A-3367-A-3368

Giardino, N.D., Jensen, M.P., Turner, J.A. et al.: Social environment moderates the association between catastrophizing and pain among persons with a spinal cord injury.
Pain 106 (2003), 19-25

Goubert, L., Craig, K.D., Vervoort, T. et al.: Facing others in pain: the effects of empathy. Pain 118 (2005), 285-288

Griesinger, W.: Die Pathologie und Therapie der psychischen Krankheiten. Stuttgart: Krabbe[1u.2] 1845 bzw. 1861

Gross, D., Wörz, R.: Kreuzschmerz – Pathogenese – Diagnose – Klinik – Therapie. In: Wörz, R., Gross, D. (Hrsg.): Kreuzschmerz. Stuttgart, New York: Gustav Fischer Verlag, 1978, 1ff.

Gureje, O., Von Korff, M., Simon, G., Gater, R.: Persistent pain and well-being: A World Health Organization study in primary Care. JAMA 280 (1998), 147-151

Gureje, O., Simon, G.E., Von Korff, M.: A cross-national study of the course of persistent pain in primary care.
Pain 92 (2001), 195-200

Gureje, O., Von Korff, M., Kola, L. et al.: The relation between multiple pains and mental disorders: Results from the World Mental Health Surveys. Pain 135 (2008), 82-91

Hassler, R.: Das Schmerzerlebnis in Abhängigkeit von neuronalen Systemen. Psychother. Psychosom. 14 (1966), 345-364

Hausotter, W.: Aggravation und Simulation in der Begutachtung. Versicherungsmedizin 68,3 (2016), 126 – 130

Heidegger, M.: Sein und Zeit. Tübingen: Niemeyer[15] 1993, 197ff.

Henß, P.U.: Schmerz als Interdisziplinärer Forschungsgegenstand. Der Schmerzbegriff in Viktor von Weizsäckers medizinischer Anthropologie und seine Bedeutung in der ärztlichen Praxis. Karlsruhe: Scientific Publishing 2015

Hilgendorf, E.: Menschenwürde und die Idee des Posthumanen. In: Jorden, J.C., Hilgendorf, E., Thiele, F. (Hrsg.): Menschenwürde und Medizin.
Berlin: Duncker & Humblot 2013, 1048-1067

Hirschberger, J.: Geschichte der Philosophie.
Freiburg Basel Wien: Herder[14]1991

Höffe, O.: Lexikon der Ethik. München: C. H. Beck[7] 2008

Höffe, O.: Eine praktische Philosophie der Medizin.
Exemplarische Probleme. Universität Mainz: Studienbrief Medizinethik 75116-9-03-S 1, 2-66

Hoerster, N.: Sterbehilfe im säkularen Staat.
Frankfurt am Main: Suhrkamp 1998

Hoerster, W.: Opioide – die Wunderdrogen der Antike V.
StK-Mitteilungen 18/1 (2002), 5-7

Hoffmann, S.O., Franke, T.W.: Der lange Weg in die Schmerzkrankheit: Faktoren der Chronifizierung. In: Egle Hoffmann Lehmann Nix (Hrsg.): Handbuch chronischer Schmerz. Stuttgart New York: Schattauer, 2003, 150-161

Holtzmann, S., DeLongis, A.: One day at a time: The impact of daily satisfaction with spouse responses on pain, negative affect and catastrophizing among individuals with rheumatoid arthritis. Pain 131 (2007), 202-213

Horlemann, J.: Ambulant vor stationär? Schmerztherapie 25,4 (2009), 17-18

Hufen, F.: In dubio pro dignitate. Selbstbestimmung und Grundrechtsschutz am Ende des Lebens. In: Thiele, F. (Hrsg.): Aktive und passive Sterbehilfe. Medizinische, rechtswissenschaftliche und philosophische Aspekte. München: Wilhelm Fink 2005, 79-98

Hultengren, N., Lagergreen, C., Ljungqvist, A.: Carcinoma of the renal pelvis in renal papillary necrosis. Acta Chir. Scand. 130 (1965), 314-320

Hume, D.: Eine Untersuchung über die Prinzipien der Moral. Stuttgart: Reclam 1984 (Original: An Enquiring Concerning the Principles of Morals, London 1751)

Illhardt, F. J., Zenz, M.: Ethik in der Schmerztherapie. In: Zenz. M.: Jurna (Hrsg.): Lehrbuch der Schmerztherapie. Stuttgart: Wiss. Verlagsges. (2001), 209-220

International Association for the Study of Pain. Pain 6 (1979), 249-252

International Association for the Study of Pain: Classification of chronic pain. Descriptions of chronic pain syndromes and definitions of pain. Seattle: IASP Press 1979, 1994

Janzen, R.: Schmerzanalyse. Stuttgart: Thieme 1973

Jensen, M.P., Turner, J.A., Romano, J.M., Karoly, P.: Coping with chronic pain: a critical review of the literature. Pain 47 (1991), 249-283

Jonas, H.: Das Prinzip Verantwortung. Frankfurt am Main: Inselverlag 1979

Jonas, H.: Technik, Medizin und Ethik. Zur Praxis des Prinzips Verantwortung. Frankfurt am Main: Inselverlag 1985

Kalaouokalani, D.A.K., Loeser, J.D.: Phantom limb pain. In: Crombie, I.K. (ed.): Epidemiology of Pain. Seattle: IASP Press 1999, 143-153

Kant, I.(1785): Grundlegung zur Metaphysik der Sitten (GMS). Frankfurt am Main: Suhrkamp 2007

Kant, I. (1788): Kritik der praktischen Vernunft (KpV). Hamburg: Felix Meiner 2003

Kant, I. (1790): Kritik der Urteilskraft. Stuttgart: Reclam 1963

Kapthammer, H.P.: Artifizielle Störungen: Motive suchen statt entlarven. Neurotransmitter 3 (2001), 25 -28

Keefe, F.J., Brown, G.K., Wallston, K.A., Caldwell, D.S.: Coping with rheumatoid arthritis pain: catastrophizing as a maladative strategy. Pain 37 (1989), 51-56

Körtner, U.H.J.: Menschenwürde am Lebensende. In: Joerden, J.C., Hilgendorf, E., Thiele, F. (Hrsg.): Menschenwürde und Medizin. Ein interdisziplinäres Handbuch.
Berlin: Duncker & Humblot 2013, 669-685

Krämer, J., Nentwig, C.G.: Orthopädische Schmerztherapie. Stuttgart: Enke 1999

Kreitler, S., Niv, D.: Cognitive impairment in chronic pain.
Pain Clin. Updates XV, 5 (2007), 1-4

Kreß, H.: Medizinische Ethik. Gesundheitsschutz – Selbstbestimmungsrechte - heutige Wertkonflikte.
Stuttgart: W. Kohlhammer[2] 2009

Kretschmer, E.: Der sensitive Beziehungswahn.
Berlin, Heidelberg, New York: Springer[4], 1966

Krones, T., Richter, G.: Die Arzt-Patienten-Beziehung.
In: Schulz, S., Steigleder, K., Fangerau, H.P., Paul, N.W.: Geschichte, Theorie und Ethik der Medizin. Frankfurt am Main: Suhrkamp Taschenbuch Wissenschaft[3] 2012, 94-116

Kügelgen, B.: Grundsätzliches zur Begutachtung von Schmerz. In: Kügelgen, B., Hanisch, L. (Hrsg.): Begutachtung von Schmerz. Stuttgart: Gentner 2001, 9 -18

Kuhse, H., Singer, P. (1985): Muss dieses Kind am Leben bleiben? Das Problem schwerst-geschädigter Neugeborener. Erlangen: Harald Fischer 1993

Kuhse, H. (1987): Die „Heiligkeit des Lebens“ in der Medizin. Eine philosophische Kritik. Erlangen: Harald Fischer 1994

Kunz, M., Chatelle, C., Lautenbacher, S., Rainville, P.: The relation between catastrophizing and facial responsiveness to pain. Pain 140 (2008), 127-134

Kutzer, K.: Recht auf Schmerzbehandlung. Der Schmerz 5 (1991), 53-55

Kutzer, K.: Die gegenwärtige Rechtslage der Behandlung Schwerstkranker bei irreversiblen Schäden. In: Thiele, F. (Hrsg.): Aktive und passive Sterbehilfe. Medizinische, rechtswissenschaftliche und philosophische Aspekte. München: Wilhelm Fink 2005, 65-77

Lazak, M.D.: Neuropsychological Assessment. New York: Oxford University Press 1976

Leavitt, F., Sweet, J.J.: Characteristics and frequency of malingering among patients with low back pain. Pain 25 (1986), 357-364

Leibniz, G.W.: Hauptschriften zur Grundlegung der Philosophie Teil I. Hamburg: Felix Meiner 1996

Leistenschneider, W., Ehmann, R.: Nierenbeckenkarzinom nach Phenazetinabusus. Schweiz. Med. Wschr. 103 (1973), 433-439

Leriche, R.: La Chirurgie de la Douleur. Paris: Masson & Cie[3] 1949

Lethem, J., Slade, P.D., Troup, J.D., Bentley, G.: Outline of a Fear-Avoidance Model of exaggerated pain perception. Behav. Res. Ther. 21 (1983), 401-408

Lévinas, E.: Das sinnlose Leiden. In: Zwischen uns. Versuche über das Denken an den Anderen. München, Wien: C. Hanser 1995, 220

Liebeskind, J.C.: Pain can kill. Pain 44 (1991), 3-4

Likar, R.: Therapie – nicht invasive Möglichkeiten: medikamentöse Methoden. In: Bernatzky, Sittl, Likar (Hrsg.): Schmerzbehandlung in der Palliativmedizin. Wien New York: Springer 2004, 63-76

Likar, R., Bernatzky, G.: Patientenführung, Compliance und Lebensqualität bei Tumorpatienten. In: Bernatzky, Sittl, Likar (Hrsg.): Schmerzbehandlung in der Palliativmedizin. Wien New York: Springer 2004, 31-37

Lindemann, G.: Menschenwürde – ihre gesellschaftsstrukturellen Bedingungen. In: Joerden, J.C., Hilgendorf, E., Thiele, F. (Hrsg.): Menschenwürde und Medizin. Ein interdisziplinäres Handbuch. Berlin: Duncker & Humblot 2013, 419-446

Loebel, D.P.: Interdisziplinäre Schmerzmedizin: Psychosomatische und psychosoziale Konzepte. Ärztezschr. Naturheilverf. 46 (2005), 1-24

Loeser, J.D., Treede, R.D.: The Kyoto Protocol of IASP basic pain terminology. Pain 137 (2008), 473-477

Loggia, M.L., Mogil, J.S., Bushnell, M.C.: Empathy hurts: Compassion for another increases both sensory and affective components of pain perception. Pain 136 (2008), 168-176

Lohmann, G.: Menschenwürde als „Basis“ von Menschenrechten. In: Joerden, J.C., Hilgendorf, E., Thiele, F. (Hrsg): Menschenwürde und Medizin. Ein interdisziplinäres Handbuch. Berlin: Duncker & Humblot 2013, 179-193

Luhmann, N.: Soziale Systeme. Frankfurt am Main: Suhrkamp 1984

Lunshof, J.E.: Lebensbeendigung auf Verlangen. In: Thiele, F. (Hrsg.): Aktive und passive Sterbehilfe. Medizinische, rechtswissenschaftliche und philosophische Aspekte. München: Wilhelm Fink 2005, 99-115

Magni, G., Rigattini-Luchini, S., Fracke, F., Merskey, H.: Suicidality in chronic abdominal pain: analysis of the hispanic health and nutrition examination in survey (HHANIS). Pain 76 (1998), 137-144

Malenbaum, S., Keefe, F.J., de C. Williams, A.C. et al.: Pain in its environmental context: Implications for designing environments to enhance pain control. Pain 134 (2008), 241-244

Manchikanti, L., Fellows, B., Ailinani, H., Pampati, V.: Therapeutic use, abuse, and nonmedical use of opioids: a ten-year perspective. Pain Physician 13 (2010), 401-435

Manchikanti, L., Helm, S., Fellows, B. et al.: Opioid epidemic in the United States. Pain Physician 15 (2012), 9-38

Melzack, R.: The Puzzle of Pain. New York: Basic Books. Inc. Publ. 1973

Mill, J.S. (1871): Utilitarianism. In: Ryan, A. (eds.): J.S. Mill and Jeremy Bentham. Utilitarianism and Other Essays. London: Penguin Books 2004, 272-238

Morley, S., Eccleston, Ch., Williams, A.: Systematic review and meta-analysis of randomized controlled trials of cognitive behaviour therapy and behaviour therapy for chronic pain in adults, excluding headache. Pain 80 (1999), 1-13

Müller, J.: Vom Gefühlssinn. Im Handbuch der Physiologie des Menschen, Bd. 2. Koblenz: Hölscher 1840

Müller-Busch, H.C.: Palliativmedizin – Definition, Ganzheitlichkeit, Levels, Strukturen. Krebsmedizin 18, 1 (2009), 6-10

Müller-Schwefe, G.H.H., Überall, M.A.: Schmerz und Lebensqualität. Pain and Quality of Life. Gesundh. Ökon. Qual. Manag. 16 (2011), 20- 22

Mundinger, F.: Die stereotaktisch-funktionelle Behandlung des Schmerzes durch intra-cerebrale Ausschaltung und Stimulation. In: Gottschaldt, M., Grass, H., Brock, M. (Hrsg.): Aktuelle Probleme der Neuropsychiatrie. Berlin-Heidelberg-New York: Springer 1978, 88-103

Nachemson, A.L.: Newest knowledge of low back pain. Clin. Orthop. 279 (1992), 8-20

Naujokat, Ch., Kügelgen, B.: Gelungene und nicht gelingende Schmerzbewältigung. In: Kügelgen, B., Hanisch, L. (Hrsg.): Begutachtung von Schmerz. Stuttgart: Gentner 2001, 107 - 113

Nolte, T.: Palliativmedizin. In: Junker, U., Nolte, T. (Hrsg.): Grundlagen der Speziellen Schmerztherapie. München: Urban & Vogel 2005, 550-561

Ostelo, R.W.J.G., Vlaeyen, J.W.S.: Attitudes and beliefs of healthcare providers: Extending the fear-avoidance model. Pain 135 (2008), 3-4

Okie, S.: A flood of opioids, a rising tide of deaths. N. Engl. J. Med. 363 (2010), 1981- 1985

Paul, N.W.: Gesundheit und Krankheit. In: Schulz, S., Steigleder, K., Fangerau, H.P., Paul, N. W.: Geschichte, Theorie und Ethik der Medizin. Frankfurt am Main: Suhrkamp Taschenbuch Wissenschaft[3] 2012, 131-142

Penttinnen, J.: Back pain and risk of the suicide among Finish farmers. Am. J. Public Health 85 (1995), 1452-1453

Petermann, J., Nitkowski, D.: Selbstverletzendes Verhalten. Erscheinungsformen, Risikofaktoren und Verlauf. Nervenarzt 79 (2008), 1017-1022

Petrillo, N.: Phänomenologische Ansätze zur Menschenwürde. In: Joerden, J.C., Hilgendorf, E., Thiele, F. (Hrsg.): Menschenwürde und Medizin. Ein interdisziplinäres Handbuch. Berlin: Duncker & Humblot 2013, 135-158

Pico della Mirandola, G.: De hominis dignitate. Über die Würde des Menschen. Hamburg: Felix Meiner 1990

Pieper, A.: Einführung in die Ethik. Tübingen und Basel: A. Francke[6] 2007

Pius XII. : „Drei religiöse und moralische Fragen bezüglich der Anästhesie“, Ansprache vom 24.02.1957 (UG 5506 – 5527), ergänzend vom 09.09.1958 (UG 5442) und „Rechtliche und sittliche Fragen der Wiederbelebung“, Ansprache vom 24.11.1959 (UG 5538 – 5554). Utz-Groner: Soziale Summe Pius' XII.

Popper, K.R.: The Worlds 1, 2 and 3.
In: Popper, K. R., Eccles J.C.T.: The Self and Its Brain.
Berlin: Springer International 1977, 36-50

Portenoy, R.K., Foley. K.M.: Chronic use of opioid analgetics in non-malignant pain: report of 38 cases. Pain 25 (1986), 171-186

Preußner, A.: Kontingenz. In: Rehfus, W.D. (Hrsg.): Handwörterbuch der Philosophie.
Göttingen: Vandenhoeck & Ruprecht 2003, 427-428

Quante, M.: Einführung in die allgemeine Ethik.
Darmstadt: Wissenschaftliche Buchgesellschaft (WBG)[4.] 2011

Quante, M.: Lebensqualität, Menschenwürde und die Unverzichtbarkeit des Pluralismus. Universität Mainz: Studienbrief Medizinethik 75124-9-01-S 1, 31-48

Reiter-Theil, S., Graf-Baumann, T., Kutzer, K. et al.: Ethik-Charta der Deutschen Gesellschaft zum Studium des Schmerzes (DGSS). Schmerz 22 (2008), 191-206

Rentsch, T.: Mensch. In: Sandkühler, H.J. (Hrsg.): Enzyklopädie Philosophie. Hamburg: Felix Meiner 2010, 1526-1530

Resch, F.: Der Körper als Instrument zur Bewältigung seelischer Krisen. Dtsch. Ärztebl. 98, 36 (2001), A 2266–2271

Rhudy, J.L., Bartley, E.J., Williams, A.E.: Habituation, sensitization, and emotional valence modulation of pain responses. Pain 148 (2010), 320-327

Rich, B.A.: Ethics of opioid analgesis for chronic noncancer pain. Pain Clin. Updates XV, 9 (2007), 1-4

Ricken, F.: Allgemeine Ethik. Stuttgart: W. Kohlhammer[4] 2003

Romano, J.M., Turner, J.A., Jensen, M.P. et al.: Chronic pain patient-spouse behavioural interactions predict patient disability. Pain 63 (1995), 353-360

Ross, W.D.: The Right and the Good.
Oxford: Clarendon Press 1930

Roth, G.: Entstehen und Funktion von Bewusstsein.
Dtsch. Ärztebl. 96 (1999), A 1957-A 1961

Rothaar, M.: Menschenwürde qua Autonomie und Anerkennung. In: Joerden, J.C., Hilgendorf, E., Thiele, F. (Hrsg.): Menschenwürde und Medizin. Ein interdisziplinäres Handbuch. Berlin: Duncker & Humblot 2013, 73-98

Roughley, N.: Würde. In: Mittelstraß, J. (Hrsg.):
Enzyklopädie Philosophie und Wissenschaftstheorie.
Stuttgart/Weimar: Metzler 2004, 784-787

S3 Leitlinie Palliativmedizin für Patienten mit einer nicht heilbaren Krebserkrankung 2015. AWMF-Register Nr. 128/001 OL

Saunders, C.: Pain and impending death.
In: Melzack, R., Wall, P. (eds.): Textbook of Pain.
London: Churchill Livingston 1994, 861

Schiavenato, M., Byers, J.F., Scovanner, P. et al.: Neonatal pain facial expression: Evaluating the primal face of pain.
Pain 138 (2008), 460-471

Schipperges, H.: Der Begriff der Krankheit. Universität Mainz: Studienbrief Medizinethik 75109-6-01-S 1, 71-101

Schmitz, H.: Der Schmerz als Konflikt in philosophischer Sicht. Therapiewoche 42 (1985), 4805-4812

Schmitz, H.: Der Schmerz als Konflikt in philosophischer Sicht. In: Leib und Gefühl. Paderborn: Junfermann 1992, 153-161

Schmitz, H.: Situationen und Konstellationen. Wider die Ideologie totaler Vernetzung. Freiburg München: Karl Alber 2005

Scholz, J., Vieregge, P., Moser, A.: Central pain as a manifestation of partial epileptic seizures. Pain 80 (1999), 445-450

Schulte, W.: Das Verhältnis von Schmerz und Persönlichkeit. Mts. Kurse f. d. ärztl. Fortbild. 5 (1955), 495-501

Schubert, I., Ihle, P., Sabatowski, R.: Increase in opiate prescription in Germany between 2000 and 2010: a study based on insurance data. Dtsch. Ärztebl. Int. 110 (2013), 45-51

Schwemmer, O.: Autonomie. In: Mittelstraß, J. (Hrsg.): Enzyklopädie Philosophie und Wissenschaftstheorie.
Stuttgart/Weimar: Metzler 2004, 232-234

Seemann, H., Nilges, P.: Schmerzdokumentation.
In: Zenz-Jurna (Hrsg.): Lehrbuch der Schmerztherapie.
Stuttgart: Wissenschaftl. Verlagsges.[2] 2001, 159-174

Seneca, L.A.: Die Vorsehung. In: Finck, G. (Hrsg.): Meisterdialoge. Düsseldorf Zürich: Artemis 2006, 25-26

Simon, A.: Ethische Probleme am Lebensende. In: Schulz, S., Steigleder, K., Fangerau, H.P., Paul, N.W.: Geschichte, Theorie und Ethik der Medizin. Frankfurt am Main: Suhrkamp Taschenbuch Wissenschaft[3] 2012, 446 – 478

Singer, P.(1979): Praktische Ethik. Stuttgart: Reclam[3] 2013

Singer, P.(1994): Leben und Tod. Erlangen: Harald Fischer 1998

Singer, W.: Der Beobachter im Gehirn. Frankfurt am Main: Suhrkamp 2001

Spielberg, P.: Aktive Sterbehilfe in Belgien. Ausweitung auf Minderjährige beschlossen.
Dtsch. Ärztebl. 111, 8 (2014), A 292-A 293

Steigleder, K.: Moral, Ethik, Medizinethik. In: Schulz, S., Steigleder, K., Fangerau, H.P., Paul, N.W.: Geschichte, Theorie und Ethik der Medizin. Frankfurt am Main: Suhrkamp Taschenbuch Wissenschaft[3] 2012, 15-45

Stenager, E., Jensen, K., Knudsen, L.: Acute and chronic pain syndroms in multiple sclerosis.
Acta Neurol. Scand. 84 (1991), 197-200

Stoecker, R., Neuhäuser, C.: Erläuterung der Menschenwürde aus ihrem Würdecharakter. In: Joerden, J.C., Hilgendorf, E., Thiele, F. (Hrsg.): Menschenwürde und Medizin. Ein interdisziplinäres Handbuch. Berlin: Duncker & Humblot 2013, 37-72

Störmer, S., Gerner, H.J., Grüninger, W. et al.: Chronic pain/dysaesthesiae in spinal cord injury patients: results of a multicentre study. Spinal Cord 35 (1997), 446-455

Sullivan, M.J.L., Adams, H., Sullivan, M.E.: Communicative dimensions of pain catastrophizing: social cueing effects on pain behaviour and coping. Pain 107 (2004), 220-226

Sullivan, M.J.L., Martel, M.O., Tripp, D.A. et al.: The relation between catastrophizing and the communication of pain experience. Pain 122 (2006a), 282-288

Sullivan, M.J.L., Martel, M.O., Tripp, D.A. et al.: Catastrophic thinking and heightened perception of pain in others.
Pain 123 (2006b), 37-44

Sullivan, M.J.L., Thibault, P., Savard, A. et al.: The influence of communication goals and physical demands on different dimensions of pain behavior. Pain 125 (2006c), 270-277

Tellenbach, H.: Gesundsein und Kranksein.
In: Niels-Stensen-Gemeinschaft (Hrsg.): Heilen 3 (1982).
Köln: Stenone-Verlag, 22-32

Thiele, F.: Aktive Sterbehilfe. Universität Mainz:
Studienbrief Medizinethik 75127-9-01-S 1, 1-37

Thiele, F.: Autonomie und Einwilligung in der Medizin. Eine moralphilosophische Rekonstruktion. Paderborn: Mentis Verlag 2011

Thiele, F.: Einführung A. Grundlagen der Menschenwürde – Diskussion. In: Joerden, J.C., Hilgendorf, E., Thiele, F. (Hrsg.): Menschenwürde und Medizin. Ein interdisziplinäres Handbuch. Berlin: Duncker & Humblot 2013, 13-34

Truchon, M., Côté, D., Fillion, L. et al.: Low-back-pain related disability: An integration of psychological risk factors into the stress process model. Pain 137 (2008), 564-573

Turk, D.C., Okifuji, A.: Psychological factors in chronic pain: evolution and revolution. J. Consult. Clin. Psychol. 70 (2002), 878-890

v. Uexküll, T.,Wesiack, W.: Wissenschaftstheorie und psychosomatische Medizin, ein bio-psycho-soziales Modell. In: v. Uexküll, T. (Hrsg.): Psychosomatische Medizin. München, Wien, Baltimore: Urban und Schwarzenberg 1990

Van Damme, S., Crombez, G., Eccleston, C.: Coping with pain: A motivational perspective. Pain 139 (2008), 1-4

Vermeersch, E.: The ethical and historical background of the Belgian and Dutch laws on euthanasia. In: Bromm, B., Pawlik, K. (Hrsg.): Neurobiologie und Philosophie zum Schmerz. Hamburg 2004, 129-141

Vervoort, T., Goubert, L., Eccleston, C. et al.: Expressive dimensions of pain catastrophizing: An observational study in adolescents with chronic pain. Pain 146 (2009), 170-176

Viefhues, H.(1989): Medizinische Ethik in einer offenen Gesellschaft. In: Sass, H.-M. (Hrsg.): Medizin und Ethik. Stuttgart: Reclam[2] 1999, 17-39

Vlaeyen, J.W.S., Kole-Snijders, A.M.J., Boeren, R.G.B., van Eek, H.: Fear of movement/(re)injury in chronic low back pain and its relation behavioral performance. Pain 62 (1995), 363-372

Vlaeyen, J.W.S., Linton, S.J.: Fear-avoidance and its consequences in chronic musculo-skeletal pain: a state of the art. Pain 85 (2000), 317-332

Vlaeyen, J.W.S., Linton, S.J.: Fear-avoidance model of chronic musculoskeletal pain: 12 years on. Pain 153 (2012), 1144-1147

Vlaeyen, J.W.S.: Learning to predict and control harmful events: chronic pain and conditioning. Pain 156 (2015), S 86-S 93

Vowles, K.E., McEntee, M.L., Julnes, P.S. et al.: Rates of opioid misuse, abuse, and addiction in chronic pain: a systematic review and data synthesis. Pain 156 (2015), 569-576

Waddell, G.: Low back pain: a twentieth century health care enigma. Pain 21 (1996), 2820-2825

Walch, J.M., Rabin, B.S., Day, R. et al.: The effect of sunlight on postoperative analgesic medication use: a prospective study of patients undergoing spinal surgery. Psychosom. Med. 67 (2005), 156-163

Ward, L.C., Thorn, B.E.: The fear-avoidance model of chronic pain: Further thoughts on the process of validating a causal model. Pain 121 (2006), 173-174

Weber, J.: Leben. In: Sandkühler, H.J. (Hrsg.): Enzyklopädie Philosophie. Hamburg: Felix Meiner 2010, 1377-1382

Webster L.R., Cochella S., Dasgupta N., et al.: An analysis of the root causes for opioid-related overdose deaths in the United States. Pain Med. 12, Suppl 2 (2011), 26-35

Weizsäcker, V. von: Die Schmerzen.
Die Kreatur 1 (1926) 315-335

Weizsäcker, V. von: Zur Klinik der Schmerzen.
Der Nervenarzt 9 (1936) 553-559

Widder, B., Aschoff, J.C.: Somatoforme Störungen und Rentenantrag: Erstellung einer Indizienliste zur quantitativen Beurteilung des beruflichen Leistungsvermögens.
Med. Sach. 91, 1 (1995), 14-20

Wieland, W.: Verantwortung – Prinzip der Ethik?
Heidelberg: Universitätsverlag C. Winter 1999

Wieland, W. (1989): Strukturtypen ärztlichen Handelns.
In: Sass, H.-M. (Hrsg.): Medizin und Ethik.
Stuttgart: Reclam[2] 1999, 69-95

Wieland, W. (1995): Philosophische Aspekte des Krankheitsbegriffs. Universität Mainz: Studienbrief Medizinethik 75109-6-01-S 1, 16-38

Winslade, W.: Menschenwürde, Bewusstsein und menschliche Existenz. In: Joerden, J.C., Hilgendorf, E., Thiele, F.(Hrsg.): Menschenwürde und Medizin. Ein interdisziplinäres Handbuch. Berlin: Duncker & Humblot 2013, 687-695

Wolff, H.P.(1989): Arzt und Patient. In: Sass, H.-M. (Hrsg.): Medizin und Ethik. Stuttgart: Reclam[2] 1999, 184-211

Wolters, G.: Kontingent/Kontingenz. In: Mittelstraß, J. (Hrsg.): Enzyklopädie Philosophie und Wissenschaftstheorie. Stuttgart/Weimar: Metzler[2] 2004, 455

Wörz, R.: Psychiatrische Aspekte des Schmerzes und der Schmerztherapie. Therapiewoche 27 (1977), 1790-1801

Wörz, R.: Schmerz als Phänomen. In: Frey, R. (Hrsg.): Schmerz. Diagnose – Differentialdiagnose – Therapie für die Praxis. Basel: Aesopus Verlag 1980, 23-33

Wörz, R.; Lendle, R.: Schmerz – psychiatrische Aspekte und psychotherapeutische Behandlung. Stuttgart, New York: Gustav Fischer 1980

Wörz, R.: Die multidimensionale, nonlineare Schmerzkonzeption. Ein breiter Ansatz für Erklärung und Verständnis komplexer Schmerzsyndrome. Fortschr. Med. 119, Orig. III-IV (2001), 129-133

Wörz, R.: Pain in depression - depression in pain. Pain Clin. Updates XI, 5 (2003), 1-4

Wörz, R.: Renaissance der Opioidanalgetika. Der niedergelassene Arzt 52, 8 (2003), 30-32

Wörz, R.: Anhaltende Schmerzen und philosophische Grundfragen. In: Bromm B., Pawlik, K. (Hrsg.): Neurobiologie und Philosophie zum Schmerz. Göttingen: Vandenhoeck & Ruprecht 2004, 153-167

Wörz, R.: Chronischer Schmerz und depressive Störungen. In: Juncker, U., Nolte, T. (Hrsg.): Grundlagen der Speziellen Schmerztherapie. München: Urban &Vogel 2005, 385-391

Wörz, R.: Zur Kausalität der Schmerzentstehung. Psychoneuro 32, 3 (2006), 155-161

Wörz, R.: Schmerz – Verbindung zwischen Soma und Psyche. Psychoneuro 32, 10 (2006), 474-479

Wörz, R.: Schmerz ist ein Bewusstseinsphänomen. Diagnostischer Ausgang von Erleben und Verhalten. Nervenheilkunde 11 (2009a), 839-842

Wörz, R.: Langfristig bestimmen soziale Interaktionen den Verlauf chronischer Schmerzen mit. Schmerztherapie 25,1 (2009b), 20-21

Zimmermann, M., Seemann, H.: Der Schmerz - ein vernachlässigtes Gebiet der Medizin? Defizite und Zukunftsperspektiven in der Bundesrepublik Deutschland. Heidelberg: Springer 1986

Verfasser.
PD Dr. Roland Wörz, M.A. Medizinethik
Neurologe und Psychiater, Spezielle Schmerztherapie
Friedrichstr. 73, 76669 Bad Schönborn